Hefte zur Unfallheilkunde
Beihefte zur Zeitschrift „Der Unfallchirurg"

Herausgegeben von:
J. Rehn, L. Schweiberer und H. Tscherne

209

Helmut Schmelzeisen

Der Bohrvorgang in der Kortikalis

Mechanik Thermometrie Morphologie

Geleitwort von S. Weller

Mit 49 Abbildungen und 11 Tabellen

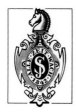

Springer-Verlag
Berlin Heidelberg New York
London Paris Tokyo
Hong Kong Barcelona

Reihenherausgeber

Professor Dr. Jörg Rehn
Mauracher Straße 15, D-7809 Denzlingen

Professor Dr. Leonhard Schweiberer
Direktor der Chirurgischen Universitätsklinik München-Innenstadt
Nußbaumstraße 20, D-8000 München 2

Professor Dr. Harald Tscherne
Medizinische Hochschule, Unfallchirurgische Klinik
Konstanty-Gutschow-Straße 8, D-3000 Hannover 61

Autor

Priv.-Doz. Dr. Helmut Schmelzeisen
Kreiskrankenhaus Lahr
Akademisches Lehrkrankenhaus der Universität Freiburg
Chirurgische Klinik
Klosterstraße 19, D-7630 Lahr

ISBN 3-540-52514-9 Springer-Verlag Berlin Heidelberg New York
ISBN 0-387-52514-9 Springer-Verlag New York Berlin Heidelberg

CIP-Titelaufnahme der Deutschen Bibliothek.
Schmelzeisen, Helmut:
Der Bohrvorgang in der Kortikalis : Mechanik, Thermometrie, Morphologie ; ein Beitrag zur Osteosyntheseforschung / Helmut Schmelzeisen. Geleitw. von S. Weller. – Berlin ; Heidelberg ; New York ; London ; Paris ; Hong Kong ; Tokyo ; Barcelona : Springer, 1990
  (Hefte zur Unfallheilkunde ; 209)
Zugl.: Freiburg (Breisgau), Univ., Habil.-Schr., 1987 u.d.T.: Schmelzeisen, Helmut: Untersuchungen zur Mechanik, Thermometrie und Morphologie beim Bohren in der Corticalis von Röhrenknochen
  ISBN 3-540-52514-9 (Berlin . . .) brosch.
  ISBN 0-387-52514-9 (New York . . .) brosch.
NE: GT

Dieses Werk ist urheberrechtlich geschützt. Die dadurch begründeten Rechte, insbesondere die der Übersetzung, des Nachdrucks, des Vortrags, der Entnahme von Abbildungen und Tabellen, der Funksendung, der Mikroverfilmung oder der Vervielfältigung auf anderen Wegen und der Speicherung in Datenverarbeitungsanlagen, bleiben, auch bei nur auszugsweiser Verwertung, vorbehalten. Eine Vervielfältigung dieses Werkes oder von Teilen dieses Werkes ist auch im Einzelfall nur in den Grenzen der gesetzlichen Bestimmungen des Urheberrechtsgesetzes der Bundesrepublik Deutschland vom 9. September 1965 in der jeweils geltenden Fassung zulässig. Sie ist grundsätzlich vergütungspflichtig. Zuwiderhandlungen unterliegen den Strafbestimmungen des Urheberrechtsgesetzes.

© Springer-Verlag Berlin Heidelberg 1990
Printed in Germany.

Die Wiedergabe von Gebrauchsnamen, Handelsnamen, Warenbezeichnungen usw. in diesem Buch berechtigt auch ohne besondere Kennzeichnung nicht zu der Annahme, daß solche Namen im Sinne der Warenzeichen-Gesetzgebung als frei zu betrachten wären und daher von jedermann benutzt werden dürfen.

Produkthaftung: Für Angaben über Dosierungsanweisungen und Applikationsformen kann vom Verlag keine Gewähr übernommen werden. Derartige Angaben müssen vom jeweiligen Anwender im Einzelfall anhand anderer Literaturstellen auf ihre Richtigkeit überprüft werden.

Druck, Einband: Druckhaus Beltz, Hemsbach/Bergstraße
2124/3140-543210 – Gedruckt auf säurefreiem Papier

Geleitwort

Der Knochen und das ihn umgebende Gewebe werden nicht nur durch unfallbedingte Einflüsse, sondern auch im Rahmen von Behandlungsmaßnahmen mehr oder weniger stark traumatisiert. Gerade das Knochengewebe reagiert dabei auf einen entsprechenden Gewebeschaden überaus sensitiv.

Mit der Entwicklung und dem Ausbau operativer Stabilisierungstechniken haben speziell in den vergangenen Jahren die biologischen Aspekte des Weichteil- und Gewebeschadens zunehmend Beachtung gefunden. Während bisher vorwiegend im zahnärztlichen Bereich der thermischen Schädigung vitaler Gewebe und damit auch der Knochenstrukturen beim Bohrvorgang Beachtung geschenkt und entsprechende Untersuchungen durchgeführt wurden, hat man diese Frage bei Osteosynthesen etc. im übrigen Skelettbereich nur ganz vereinzelt bearbeitet.

Es ist beachtenswert, welche Auswirkungen ein tagtäglich verwendeter Bohrvorgang auf den Knochen und das umgebende Gewebe hat. Vor allem die thermischen Schäden und deren Folgen, die durch die Formgebung, verminderte Schneidleistung (abgenützter Bohrer!) und nicht zuletzt auch durch den Bohrvorgang gesetzt werden, sind nicht unbeträchtlich und sollten jedem Chirurgen, der sich solcher Techniken bedient, zur Vorsicht mahnen.

Mein ehemaliger Mitarbeiter hat sich in einer sehr umfassenden experimentellen Studie mit den Fragen der Mechanik, Thermometrie und Morphologie beim Bohrvorgang in der Knochenkortikalis beschäftigt.

Seine Untersuchungen und Ausführungen sind vor allem klinisch von Bedeutung. Jedem Arzt, der sich chirurgisch am Knochen betätigt, sollten diese Ergebnisse und ihre klinische Konsequenz bekannt sein. Deshalb ist diesem Buch eine weite Verbreitung zu wünschen.

Tübingen, 1990

S. Weller

Danksagung

Zu Dank bin ich all denen verpflichtet, durch deren Hilfe und Unterstützung diese Arbeit erst ermöglicht wurde. In erster Linie gilt dieser Dank meinem verehrten Lehrer, Herrn Prof. Dr. S. Weller, der die Anregung zu diesem Thema gab und in vielfältiger Weise mit persönlichem Engagement die Durchführung und den Fortgang der Arbeit ermöglichte und unterstützte.

Den Mitarbeitern im Davoser Institut bin ich zu besonderem Dank verpflichtet: Herrn Prof. Dr. S. M. Perren für seine Beratung bei der Planung der Versuche, bei ihrer Durchführung und Zielsetzung und für seine große Geduld; Herrn Prof. Dr. B. A. Rahn für seine wertvollen Hinweise bei den Experimenten, der Interpretation der Ergebnisse und für seinen großen persönlichen Einsatz; Frau P. Hall, Frau K. Mathys und Frau K. Reisser für die Assistenz bei den Operationen; Herrn K. Lanker für die zuverlässige Betreuung der Versuchstiere; Frau E. Rampoldi für die Hilfe bei der Herstellung der histologischen Präparate; Herrn E. Omerbegovic für photographische Arbeiten der histologischen Befunde.

Herrn R. Mathys jun. danke ich für die Herstellung der Bohrlehre, die eine besonders subtile technische Ausarbeitung verlangte.

Herrn Dipl.-Ing. A. Baur (Fa. Gühring) gilt mein Dank für die Bereitstellung der vielfältigen Spiralbohrertypen und für die Beratung bei der Verwendung der Bohrmeßnabe.

Mein besonderer Dank gilt meiner Sekretärin, Frau M. Kehrer, die neben der täglichen klinischen Arbeit Zeit und Mühe fand, das Manuskript fertigzustellen.

H. SCHMELZEISEN

Trotz seiner Härte ist der Knochen außerordentlich wandlungsfähig und besitzt ein feines Reaktionsvermögen auf die verschiedenen, biologischen Reize.

Als biologischer Reiz, entsprechend der Funktion des Knochens als Stützorgan, stehen mechanische Kräfte im Vordergrund. Sie bilden einen besonders wichtigen Faktor in der Physiologie des Knochens.

WALTER MÜLLER [138]

Inhaltsverzeichnis

1	**Einleitung**	1
2	**Physikalische und biologische Grundlagen**	3
2.1	Technische Aspekte beim Bohren	3
2.2	Spiralbohrer – Geometrie und Schneidleistung	3
2.3	Messung verschiedener Parameter beim Bohren in der Kortikalis	7
2.4	Thermische Eigenschaften mineralisierten Gewebes	9
2.5	Auswirkung thermischer Gewebeschädigung auf vitales Gewebe	11
2.6	Thermometrie beim Bohren im mineralisierten Gewebe	12
3	**Klinische Befunde an der Kortikalis nach thermischer Schädigung**	15
3.1	Verbrennungen	15
3.2	Polymerisationswärme	15
3.3	Reibungswärme	16
3.3.1	Nekrose und Infektion der Kortikalis nach Bohrungen (Häufigkeit und klinische Bedeutung)	16
4	**Experimenteller Teil**	23
4.1	In-vitro-Versuche	23
4.1.1	Material und Methode	23
4.1.1.1	Bohrmeßnabe	23
4.1.1.2	Knochenproben	23
4.1.1.3	Haltefestigkeit der Schrauben	25
4.1.1.4	Bohrlehre und Bohrer	26
4.1.1.5	Thermoelemente und Thermometrie	28
4.2	In-vivo-Versuche	31
4.2.1	Versuchstiere	31
4.2.2	Narkose und Operation	31
4.2.3	Thermoelemente und Thermometrie	31
4.2.4	Vitalfärbungen	32
4.2.4.1	Disulfinblau	32
4.2.4.2	Polychrome Sequenzmarkierung	33
4.2.4.3	Mikroradiographie	34
4.3	Histologische Aufarbeitung und optische Auswertung	36
4.4	Auswertung der Temperaturkurven	37

5	**Ergebnisse**	39
5.1	Bohrmeßnabe	39
5.1.1	Bohrergeometrie	39
5.1.2	Umdrehungszahl	40
5.1.3	Vorschub	40
5.2	Haltefestigkeit	43
5.2.1	Thermisch beeinflußte Knochenproben	43
5.2.2	Scharfer und stumpfer Bohrer	43
5.3	Thermometrie	45
5.3.1	Befunde am avitalen Kortex	45
5.3.2	Befunde am vitalen Kortex und im Vergleich	48
5.4	Vitalfärbungen	52
5.4.1	Disulfinblau	52
5.4.2	Polychrome Sequenzmarkierung	56
5.4.2.1	Übersichten	56
5.4.2.2	Einzelbefunde, Vergrößerungen	68
5.4.3	Mikroradiographie	75
6	**Diskussion**	81
7	**Zusammenfassung**	91
Literatur		93
Sachverzeichnis		101

1 Einleitung

Bei thermischen Einwirkungen auf lebendes Gewebe (Verbrennung, Verbrühung, elektrischer Strom) werden in erster Linie oberflächliche Strukturen betroffen. Die Erforschung dieser Verletzung hat stets großes Interesse gefunden und nimmt in der medizinischen Literatur einen breiten Rahmen ein. Die pathophysiologischen Vorgänge im Hinblick auf ihre systemischen Auswirkungen (Verbrennungskrankheit) und die Bedeutung der lokalen Gewebeschädigung im Bereich der Weichteile sind relativ gut erforscht. Sofern tiefere Strukturen betroffen waren (beispielsweise Knochengewebe), fanden diese Veränderungen nur ein geringes Interesse, zumal im Bereich der Extremitäten bei solchen Verletzungen meist ein vollständiger Funktionsverlust resultierte.

Mit der technischen Entwicklung bei der Bearbeitung mineralisierten, biologischen Gewebes tauchten andere Probleme auf. Nicht die großflächige, thermische Schädigung, sondern die lokale Hitzeentwicklung durch Reibungswärme erforderte vermehrt Beachtung und fand spezielles Interesse besonders bei der Bearbeitung der Zahnhartsubstanzen. Die bereits sehr lange gebräuchlichen, motorgetriebenen Bohrmaschinen mit hoher Tourenzahl bewirken bei der Festigkeit der Zahnhartsubstanz eine relativ hohe Temperaturentwicklung. Durch komplizierte Kühlsysteme wird dabei die thermische Schädigung der vitalen Strukturen möglichst klein gehalten.

In jüngster Zeit hat die bei der Verwendung von Knochenzementen auftretende Polymerisationswärme das Interesse der Kliniker gefunden, wobei auch Implantatlockerungen in diesem Zusammenhang diskutiert wurden.

Bei der intramedullären Bohrung zur stabilen Marknagelung sind die mechanischen Probleme sehr genau untersucht worden [4, 34, 97, 99, 103, 105, 106, 121, 127, 154, 214]. Thermische Schädigungen erscheinen aus klinischen Einzelbeobachtungen möglich [157], ohne daß bislang experimentelle Befunde erhoben wurden.

In den letzten Jahren haben besonders die biologischen Reaktionen der Kortikalis bei der Fraktur und der Osteosynthese, v. a. die Durchblutung und das Remodellingverhalten, großes Interesse gefunden. Sie wurden z. T. sehr genau untersucht und in der Literatur sehr ausführlich dargestellt und diskutiert [7, 14, 32, 33, 60–62, 67, 68, 94, 155, 164, 169, 170, 184, 197].

Nur wenige Autoren befaßten sich mit mechanischen und thermischen Problemen beim Bohren in der Kortikalis zur Vorbereitung der Schraubenimplantation. Die vorliegenden Arbeiten berücksichtigen meist nur einzelne Probleme des Bearbeitungsverfahrens oder der biologischen Reaktion, in ihren Ergebnissen sind sie z. T. widersprüchlich.

Ziel der vorliegenden Arbeit war es, mechanische, thermische und biologische Befunde beim Bohrvorgang in der Kortikalis des Röhrenknochens zu erheben und ihre Bedeutung im Hinblick auf klinische Aspekte aufzuzeigen.

2 Physikalische und biologische Grundlagen

2.1 Technische Aspekte beim Bohren

Zum Anlegen und Bearbeiten von Löchern in den verschiedenen Werkstoffen ist der Spiralbohrer das am meisten verwendete, universellste Werkzeug. Der Bohrvorgang stellt, wie manche andere Bearbeitungsarten (Hobeln, Meißeln, Feilen, Fräsen), ein spanabhebendes Verfahren dar. Charakteristisch für diese Werkzeuge ist die keilförmige Schneide, die beim normalen Spiralbohrer zweifach vorhanden ist, so daß ein mehrschneidiges Zerspanungsverfahren abläuft [35, 173–175]. Bei der industriellen Verwendung spielen ausschließlich die physikalischen Eigenschaften des zu bearbeitenden Materials auf die Formgebung des Bohrers eine Rolle. Die unterschiedliche Geometrie des Spiralbohrers ergab sich sowohl aus Beobachtungen bei der täglichen Verwendung im Hinblick auf Schneidleistung und Abstumpfungsvorgänge, als auch aufgrund von Messungen der beim Bohrvorgang auftretenden Kräfte [31, 56, 72, 92, 126, 143–145, 192, 196, 206, 207]. Den experimentell gefundenen Meßwerten liegen meist unterschiedliche Versuchsanordnungen zugrunde, so daß es nicht verwunderlich ist, daß die mitgeteilten Befunde z. T. deutlich differieren. Außerdem sind die angegebenen Meßwerte aus dem technischen Bereich mit ganz unterschiedlichen Problemstellungen gewonnen worden (verschiedene Werkstücke, Dauer des Bohrvorganges, Unterschiede im Bohrerdurchmesser, Standzeit der Bohrer, Probleme des Nachschleifens, Kühlvorgänge u. a.). Die Unterschiede werden besonders bei den Untersuchungen im Hinblick auf ganz spezielle Verwendungszwecke der Bohrer deutlich [31, 37, 72, 143–145, 192, 213].

Für den täglichen Gebrauch hat sich, unter Berücksichtigung unterschiedlicher physikalischer Eigenschaften der Werkstücke, nur eine relativ geringe Zahl von Modifikationen im Bereich der Bohrergeometrie bewährt.

2.2 Spiralbohrer – Geometrie und Schneidleistung

Bei allen Plattenosteosynthesen dient der Spiralbohrer zur Vorbereitung von Löchern zum Einbringen der Schrauben. Ziel ist eine stabile Osteosynthese mit festem Kontakt der Implantate mit dem „Werkstoff" Knochen. Im Gegensatz zur industriellen Anwendung muß berücksichtigt werden, daß es sich beim Werkstoff um vitales Gewebe handelt; es unterliegt biologischen Vorgängen und Reaktionen, die sowohl bei der Implantation als auch beim weiteren Verlauf der Heilung beachtet werden müssen.

Der zu operativen Zwecken aus der Industrie übernommene Spiralbohrer besteht aus 3 Teilen (Abb. 1a):

Spiralbohrer mit Zylinderschaft

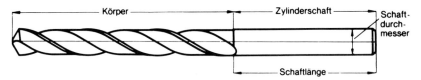

Spiralbohrer mit Kegelschaft

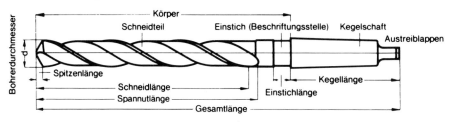

Abb. 1. a Spiralbohrer mit typischem Aufbau: Spitzenteil, Körper, Schaft. Der Schaft kann zylindrisch oder kegelig gestaltet sein und an seinem Ende besondere Befestigungs- bzw. Lösungselemente besitzen

1. der *Spitze*, die die eigentliche Zerspanungsarbeit leistet und damit für die Wärmeentwicklung die größte Bedeutung hat;
2. dem *Körper* mit den Spannuten, die für das Abführen der gebildeten Späne notwendig sind;
3. dem *Schaft*, der zylindrisch oder kegelig gestaltet, zur Befestigung an der Antriebsspindel dient.

Die Bohrerspitze formt beim Eindringen in das Werkstück die Späne. Durch die verschiedenen Winkel und Schneiden an der Bohrerspitze und am Körper ist die Geometrie des Spiralbohrers festgelegt. Die Spitzenwinkel (Sigma: σ) und der Querschneidewinkel (Psi: ψ) sind für günstige Spanverhältnisse in erster Linie maßgebend. Der Spitzenwinkel wird gebildet durch die Ausrichtung beider Hauptschneiden in ihrem Verhältnis zur Bohrerachse. Im Zentrum des Bohrers bleibt um die Achse nach Bildung der Spannuten ein Kern stehen, der die Stabilität des Bohrkörpers gewährleistet. Durch die Kerndicke wird an der Bohrerspitze die Querschneide gebildet. Die Richtung der Querschneide bildet mit der Richtung der Hauptschneide den Querschneidewinkel ψ. Der Winkel zwischen Bohrerachse und abführender Spanrichtung wird Seitenspanwinkel (Gamma: γ) genannt.

Die Bohrerspitze wird üblicherweise als Kegelmantel geschliffen, erst dadurch wird die seitliche Kante zur Seitenschneide und ermöglicht das Zerspanen und das Eindringen des Bohrers in das Werkstück. Die Fläche hinter der Seitenschneide, entsprechend der Ausbildung der Spannut, Teil eines Kegelmantels, wird Freifläche (auch Hauptfreifläche) genannt. Der Winkel zwischen Seitenschneide und Freifläche ist der Seitenfreiwinkel (Alpha: α).

Beim Bohrvorgang stehen Vorschubrichtung und Schnittrichtung senkrecht aufeinander; dabei spielt der Winkel zwischen hinterem Schenkel des Seitenfreiwinkels und vorderem Schenkel des Spanwinkels eine besondere Rolle; er wird Keilwinkel (oder Seitenkeilwinkel) (Beta: β) genannt und steht in direktem Zusammenhang mit der Zerspanungsarbeit

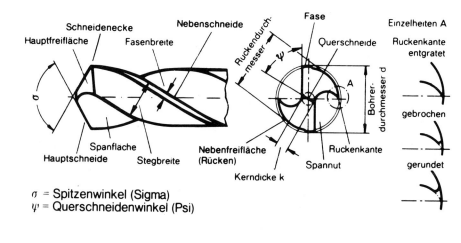

b
σ = Spitzenwinkel (Sigma)
ψ = Querschneidenwinkel (Psi)

Winkel an den Schneiden

Als betrachteter Schneidenpunkt ist die Schneidenebene gewählt.

α_x Seitenfreiwinkel (Alpha) γ_x Seitenspanwinkel (Gamma)
α_{xe} Wirk-Seitenfreiwinkel γ_{xe} Wirk-Seitenspanwinkel
β_x Seitenkeilwinkel (Beta) η Wirkrichtungswinkel (Eta)

Weitere Einzelheiten siehe DIN 6581, Begriffe der Zerspantechnik;

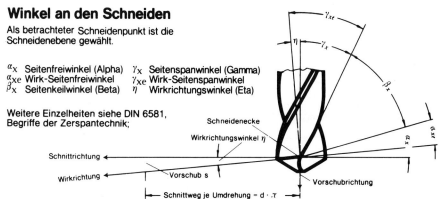

c

Abb. 1. b Geometrie an der Spitze und am Spanteil des Bohrers, **c** Winkel an den Schneiden in Bohrrichtung und Schnittrichtung. Wesentliche Bedeutung hat der Winkel γ, der bei seiner Variierung stets mit dem Winkel β korreliert (s. Text)

und der Aufnahme der Späne. Da er stets in Relation zum Seitenspanwinkel steht, wird im Hinblick auf die Spanabfuhr meist nur einer der beiden Winkel bei der technischen Beschreibung angegeben (Abb. 1b, c).

Zur Verminderung der Reibung wird am Außendurchmesser des Bohrers, am sog. Rükken, ein Saum weggeschliffen, so daß von der Hauptschneide nur ein schmaler Streifen, die Fase, stehenbleibt. Sie dient zur Stabilisierung des Bohrers beim Bohrvorgang. Die hinter der Fase am verschmälerten Rücken entstandene Fläche wird Nebenfreifläche genannt. Die das Ende der Nebenfreifläche begrenzende Kante (Rückenkante) kann ebenfalls modifiziert werden und wird entgratet, gebrochen oder gerundet gestaltet (Abb. 1). Eine wichtige, häufig benutzte Modifikation ist das Ausspitzen der Querschneide, womit sich der Querschneidenwinkel ψ verändert. Dadurch wird der Bohrer schärfer, stumpft jedoch auch rascher ab. Das Nachschleifen ist schwieriger. Beim Bohrvorgang kann der Vorschub, bzw. der Anpreßdruck, bei gleicher Schneidleistung vermindert werden [206, 207].

Für die tägliche Praxis beschränkt man sich bei der Angabe der Bohrergeometrie meist auf die Mitteilung des Spitzenwinkels σ und des Seitenspanwinkels γ, zumal vielfach Bohrer mit ausgespitzter Querschneide Verwendung finden und damit der Querschneidewinkel verändert wird. Bei den am häufigsten verwendeten Bohrern beträgt der Querschneidewinkel 55°, nach Ausspitzung noch zwischen 10–25°. Dabei soll die ausgespitzte Querschneide noch 10% des Bohrergesamtdurchmessers betragen [92, 143, 196, 206, 207].

Die Größe des Seitenfreiwinkels α richtet sich i. allg. nach dem Durchmesser des Bohrers. Bei kleinen Bohrern mit einem Durchmesser von 0,3 mm beträgt dieser Winkel etwa 20°, größere Bohrer, beispielsweise mit 50 mm Durchmesser, haben einen solchen von 8°.

Für die routinemäßige technische Verwendung haben sich aus der Vielfalt der Variationsmöglichkeiten nur 3 verschiedene Bohrertypen bewährt (Abb. 1d):

– Typ N: für normale Werkstoffe (Holz, Gips, Mauerwerk u. a.), Spitzenwinkel um 115°, Seitenspanwinkel um 30°;
– Typ H: für harte Werkstoffe (Stahl, Gußeisen, Kupfer u. a.), Spitzenwinkel 130°, Seitenspanwinkel über 30°;
– Typ W: für weiche Werkstoffe (Hartgummi, Kunststoffe, Kohle u. a.), Spitzenwinkel um 80°, Seitenspanwinkel um 15°.

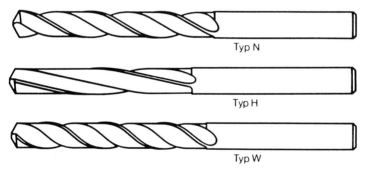

Abb. 1. d Die am häufigsten verwendeten Spiralbohrertypen. N: $\sigma = 115°$, γ um 30°; H: $\sigma = 130°$, γ über 30°; W: $\sigma = 80°$, γ um 15°

Die physikalischen Größen, die die Schneidleistung eines Bohrers kennzeichnen, wurden von Spur [192] ausführlich dargestellt. Die wichtigsten Parameter sind:

1. Der *Vorschub* s (mm/U) gibt den Weg in mm an, der pro Umdrehung zurückgelegt wird.
2. Die *Vorschubkraft* P (Kp) ist notwendig, um einen bestimmten Vorschub zu erzielen.
3. Das *Drehmoment* M (mkp) stellt die Kraft dar, die bei einer Rotationsbewegung entlang eines bestimmten Weges wirksam ist.
4. Die *Umdrehungszahl* n (U/min) ist die Anzahl der vollständigen Umdrehungen des Bohrers bezogen auf die Zeiteinheit.
5. Die *Radialkräfte* (Kp) treten beim Bohren an den Schneidkanten und an den Ecken auf. Die Messung der Radialkräfte hat bislang keine ausgedehnte praktische Bedeutung erlangt, da sie technisch schwierig ist (Eibofner, persönl. Mitteilung) [39, 192]; gleichwohl sind diese Kräfte für die Zerspanarbeit und damit auch für die Wärmeentwicklung von Bedeutung.

Routinemäßig können zur Bestimmung der Schneidleistung, der Standzeit und der Eignung eines Bohrers für bestimmte Materialien spezielle Meßnaben eingesetzt werden, bei denen z.B. mit konstantem Vorschub und festgelegter Umdrehungszahl Vorschubkraft und Drehmoment aufgezeichnet werden können. Nachteilig ist, daß diese Versuchsanordnungen und Meßgeräte für Bohrer mit verhältnismäßig großem Durchmesser ausgelegt sind (vgl. 4.1.1). Eine Ausnahme stellt die Versuchsanordnung von Eibofner [37] dar, mit der jedoch nur Einzelmessungen in technischen Experimenten vorgenommen wurden (persönliche Mitteilung).

2.3 Messung verschiedener Parameter beim Bohren in der Kortikalis

Nur in wenigen Untersuchungen wurde der Einfluß der Bohrergeometrie auf den Bohrvorgang im Bereich der Kortikalis untersucht. Sneath [190] testete verschiedene Bohrertypen, darunter Spiralbohrer mit variiertem Spitzenwinkel von 60–160° und einem Spanwinkel von 15°. Bei konstanter Umdrehungszahl und konstantem Vorschub wurde der Bohrvorgang am Rinderknochen unter der Annahme studiert, daß der Bohrer mit der günstigsten Geometrie, ein in seiner Dicke bekanntes, stets gleiches Knochenstück, in der kürzesten Zeit durchdringt. Aufgrund seiner Untersuchungen kommt Sneath [190] zu der Annahme, daß Spiralbohrer günstiger sind als andere Bohrertypen, und daß Spitzenwinkel zwischen 130 und 140° die besten Ergebnisse zeigen. Die thermische Entwicklung im Gewebe soll von der Vorschubkraft abhängig sein. Dem Abtransport der Späne, ihrem Zusammenpressen, den Spannuten und einer möglichen Blockierung des Bohrers kommt im Hinblick auf eine erhöhte Wärmeentwicklung große Bedeutung zu. Temperaturmessungen oder Untersuchungen des geschädigten Gewebes wurden nicht vorgenommen.

Farnworth u. Burton [47] benutzten für ihre Messungen am Schweinefemur einen speziellen Kraftmesser, der offenbar auf einem Rotationsprinzip mit Auslenkungsvorgängen beruht. Exakte technische Angaben der verwendeten Versuchsanordnung fehlen. Offensichtlich konnten mit diesem Verfahren Drehmoment und Vorschub bestimmt werden. Die getesteten Spiralbohrer hatten alle einen Durchmesser von 6,35 mm mit verschiedenen Spitzenwinkeln zwischen 80 und 150° sowie 3 Spanwinkeln: flach, normal und steil (mit entsprechenden Unterschieden, die bei industriell gefertigten Bohrern als Typen H, N und W gebräuchlich sind). Ihre Ergebnisse interpretieren die Autoren folgendermaßen: Spiralbohrer sind besser geeignet als mitgetestete andere Bohrertypen; beim Spanwinkel erweist sich der größere Winkel besser geeignet als der kleinere („slow helix" und „fast helix"). Bei den Spitzenwinkeln scheinen sich die Befunde von Sneath mit günstigeren Ergebnissen im Bereich zwischen 120 und 140° zu bestätigen. Die gebräuchlichen Bohrer, wie sie bei operativen Maßnahmen im Bereich der Kortikalis derzeit Verwendung finden (Spitzenwinkel zwischen 80–90°), erscheinen den Autoren daher nicht optimal.

Jacobs et al. [90, 91] haben, mit einer in ihren technischen Einzelheiten wiederum nicht genau beschriebenen und definierten Vorrichtung, Vorschubkraft und Drehmoment gemessen. Versuchsobjekt war das mittlere Stück der Rindertibia, tiefgefroren und zur Versuchsanordnung in Ringer-Lösung aufgetaut. Getestet wurde eine Auswahl handelsüblicher Bohrer verschiedener Durchmesser (2,8; 3,2; 5,2; 6,3 mm) und unterschiedlicher Geometrie (Spitzenwinkel: 40, 53,7, 83, 86, 88, 90, 95, 110 und 113°, Spanwinkel: 27, 24, 23, 19,5, 17,2, 16,5, 13,5 und 10,5°). Insgesamt handelte es sich allerdings nur um 17 verschiedene Typen, die industriell gefertigt, zum Zeitpunkt der Untersuchung gerade im Handel erhältlich waren. Trotz der Vielfalt der Variationen war daher ein Serientest nicht möglich. Immerhin konnte festgestellt werden, daß der Einfluß der Bohrergeometrie auf die gemessenen Parameter Einfluß hat, die Unterschiede jedoch klein sind. Allerdings ist bemerkenswert, daß die Steigerung der Umdrehungszahl auf über 700 U/min keine günstigeren Werte ergab. Bei den verwendeten Bohrern mit 3,2 mm Durchmesser wurden die niedrigsten Werte, d. h. die beste Schneidleistung, bei einem Bohrer mit zweispitzigem Anschliff gemessen. Diese Modifikation hat sich sowohl aus herstellungstechnischen Gründen mit erhöhten Kosten als auch aus den Problemen, die sich bei der Nachschleifung ergeben, nicht durchsetzen können. Bei Spitzenwinkeln, die deutlich über 90° lagen, ergaben sich bei der Messung der beiden Parameter (Vorschubkraft und Drehmoment) stets ungünstigere Werte als bei den spitzeren Anschliffarten.

Im Hinblick auf die optimalen Umdrehungszahlen, mit denen gebohrt werden soll, sind die Angaben der Literatur weniger divergierend. Nach den Untersuchungen von Matthews u. Hirsch [125] sind solche Unterschiede jedoch klar erkennbar. Ågren [1], Hall [73], Moss [137] empfehlen hochtourige Verfahren; Thompson [200] und Horner [84] sprechen sich für niedrige Umdrehungszahlen aus. Beim Vergleich der Methoden in den mitgeteilten Versuchsbedingungen zeigt sich allerdings, daß es sich bei den hochtourigen Verfahren fast ausnahmslos um Vorrichtungen zur Bearbeitung der Zahnhartsubstanzen handelt [2, 42, 55, 73, 137, 193, 217].

Beispielsweise befaßt sich die Arbeit von Moss [137] ausschließlich mit einem Vergleich der Umdrehungszahlen in 3 verschiedenen Bereichen (40 000–80 000, 100 000–150 000 und 250 000–300 000 U/min), die nur für zahnärztliches Bohren Bedeutung haben. Ågren [1, 2] kommt aufgrund seiner Untersuchungen an Kieferknochen und an der Kaninchentibia zu dem Ergebnis, daß sich in der Gewebereaktion zwischen 8 000 und 48 000 U/min kein Unterschied zeigt. Die angegebenen Arbeiten lassen aufgrund der verwendeten hohen Umdrehungszahlen keine direkten Rückschlüsse auf den Bohrvorgang zu, wie er üblicherweise bei der Osteosynthese im Bereich der Röhrenknochen vorgenommen wird.

Bei Bohrversuchen mit Spiralbohrern in Kortikalisstrukturen stimmen die Ergebnisse aus den Untersuchungen von Berg [6] mit denen von Jacobs et al. [90, 91] gut überein. Letztere zeigen, daß sich die gemessenen Werte (Drehmoment und Vorschubkraft) bei günstiger Bohrergeometrie in einem Bereich zwischen 500–700 U/min einem asymptotischen Kurvenverlauf nähern, also bereits ein Optimum erreicht ist. Bei niedrigeren Umdrehungszahlen verläuft die Kurve steil, und die zum Schneiden benötigte Kraft ist um ein Vielfaches größer. Berg [6] kommt aufgrund gemessener Bohrzeit/cm bei variierter Vorschubkraft zu ähnlichen Ergebnissen. Die Werte liegen auch bei 1000–1300 U/min noch günstiger als bei 500 U/min. Trotzdem werden solche Umdrehungszahlen vom Autor nicht empfohlen, da dies zur Behinderung des Spanabflusses und damit zur Temperaturerhöhung führen kann. Damit können die Befunde von Matthews u. Hirsch [125] vereinbart werden, die bei Umdrehungszahlen von 2900, 885 und 345 U/min Temperaturen in Knochenproben gemessen haben. Auch hier wurde für die höchste Umdrehungszahl der höchste Temperaturwert gefunden (74 °C im Vergleich zu 62 °C bei niedrigerer Umdrehungszahl). Unter Berücksichtigung der benötigten Zeit für einen Bohrvorgang sind jedoch niedrige Umdrehungszahlen ungünstiger; es wurden fast doppelt so lange Zeiten gemessen, bei denen die Temperatur über einem bestimmten Wert (beispielsweise 50 °C) blieb.

Pallan [146] empfiehlt aufgrund seiner Ergebnisse an der Mandibula des Hundes Umdrehungszahlen von 500 U/min.

Aus diesen Literaturangaben kann man schließen, daß die derzeit bei der Osteosynthese vorwiegend benutzten Bohrmaschinen, die eine Umdrehungszahl von 700 U/min bei Maximaleinstellung vorgeben, in einem günstigen Bereich arbeiten. Vorschub und Vorschubkraft haben beim intraoperativen Bohrvorgang insofern eine geringere Bedeutung, als sie, entsprechend der Schneidleistung des Bohrers und der Knochenhärte, einer variablen Einstellung unterliegen, die v. a. vom Gefühl des Operateurs bestimmt wird.

Bei experimentellen Untersuchungen kann es bei zu hoch eingestelltem Vorschub zu Reißvorgängen an Bohrern kommen, die die Meßwerte verfälschen können und ungünstige Auswirkungen auf die Bohrlochform und den Bohrvorgang haben. Auch in der Klinik ist der Formgebung des Bohrloches eine besondere Bedeutung beizumessen. Erfolgt die Gestaltung nicht kreisrund, sondern ovalär, d. h. wird bei nicht exakter Zentrierung das Bohrloch ungleichmäßig weit, so muß dies Einfluß auf die Festigkeit des später einzubringenden Implantates haben. Das gleiche gilt für einen unregelmäßigen Ausbruch beim Austritt aus dem Knochen. Dieser kann bei spitzeren Anschliffarten stärker sein als bei flacherer Geometrie an der Scheide. Verschiedentlich wurde auch darauf hingewiesen, daß bei zu starkem Vorschub und ungünstiger Geometrie die Zerspanung beim Bohrvorgang und der Spanfluß ungenügend sind, was mit verstärkter Wärmeentwicklung und rascherem Abstumpfen des Bohrers einhergeht [6, 20, 90, 91, 125].

2.4 Thermische Eigenschaften mineralisierten Gewebes

Die spezifische Wärme (cal/g °C) und die Wärmeleitfähigkeit (cal/cm s °C) spielen im technischen Bereich im Hinblick auf energetische Probleme eine große Rolle. Ihre Bestimmung stellt ein standardisiertes Vorgehen in der Physik dar; die Werte sind für die verschiedensten Materialien genau bekannt (Tabelle 1).

Tabelle 1. Spezifische Wärme und Wärmeleitfähigkeit verschiedener Elemente

	Ag	Cu	Fe	Pb	H_2O
Spezifische Wärme (cal/g °C)	0,05	0,09	0,11	0,0311	0,999
Wärmeleitfähigkeit (cal/cm s °C)	1,01	0,9	0,10	0,08	0,0014

Spezifische Wärme: Anzahl der cal, die 1 g einer Substanz um 1 °C erwärmen (cal/g °C).
Wärmeleitfähigkeit: Anzahl der cal, die pro Sekunde durch einen Querschnitt von 1 cm^2 fließen, wenn 2 um 1 cm entfernte Querschnitte die Temperaturdifferenz 1 °C haben (cal/cm s °C).

Einige Untersuchungen befassen sich mit der Wärmeleitfähigkeit knöcherner Strukturen. Vachon et al. [210] berichten über Messungen am Rinderknochen mit einer Referenztechnik. Zwei mit Thermoelementen verbundene Kupferkugeln mit bekannten thermischen Eigenschaften können beim Anbringen einer Kugel an verschiedenen Stellen der Proben bei Isothermie der anderen Kugel (zur Eichung und Messung) Aussagen über den Temperaturfluß vermitteln. Daraus ergeben sich Werte von $1,5 \cdot 10^{-3}$ cal/cm °C für lebendes Knochengewebe.

Mit einer ähnlichen Technik arbeiteten Gibbs [57] und Golenhofen et al. [63], die 2 Thermoelemente benutzten. Beide wurden ins Gewebe gebracht, ein Element aufgeheizt und so der Wärmeverlust an der anderen Sonde gemessen. Graf u. Stein [65] fanden Werte von $1,14 (\pm 0,3) \cdot 10^{-3}$ cal/cm s °C an der Medulla des Sternums, Sundén [198] in der Epiphysenregion des Kaninchens $1,25 (\pm 0,4) \cdot 10^{-3}$ cal/cm s °C. Die gemessenen Werte beziehen sich allerdings nur auf geringe Temperaturerhöhungen (1–2 °C). Zweifellos spielt in den spongiösen Strukturen, in denen gemessen wurde, auch die Blutzirkulation eine Rolle.

Weitere Hinweise sind aus der Arbeit von Heithersay u. Brännerström [77], aus den Untersuchungen von Sedlin [185] und Sedlin u. Hirsch [186] zu entnehmen. Es wurden Wärmequellen konstanter Temperatur auf die Oberfläche der Proben gebracht. Heithersay u. Brännerström maßen die Temperaturerhöhungen bei Dentinproben in verschiedenen Abständen von der Wärmequelle. Bei einer Ausgangstemperatur von 150 °C wurden bei einem Abstand von 1,3 mm nur noch 28 °C gemessen. Bei Sedlin mit einer Ausgangstemperatur von 100 °C fand sich bei gleicher Temperatur noch ein Wert von 65 °C. Wurden in Experimenten von Heithersay die Proben bei Zimmertemperatur gehalten, so erreichte der Wert am Meßpunkt noch 70 °C, also einen vergleichbaren Wert mit den Ergebnissen von Sedlin. Daraus folgert Lundskog [120], daß die thermischen Eigenschaften der kortikalen Knochenproben mit denen von Dentin vergleichbar sind, so daß sich die Angaben von Dentin auch auf die Kortikalis übertragen lassen. Dieser Gesichtspunkt gewinnt insofern Bedeutung, da Dentin insgesamt besser erforscht ist.

Die Wärmeleitfähigkeit von menschlichem Dentin liegt nach den Untersuchungen von Lisanti u. Zander [114, 115], Soyenkoff u. Okun [191] sowie Craig u. Peyton [30] bei $2,5 \cdot 10^{-4}$ bis $2,3 \cdot 10^{-3}$ cal/cm s °C. Lundskog [120] registriert etwas höhere Werte, aber in gleicher Größenordnung. Sie betrugen $8,5 \cdot 10^{-3}$, $10,0 \cdot 10^{-3}$ und $11,7 \cdot 10^{-3}$ cal/cm s °C für die trockenen Proben von Menschen-, Elefanten- und Rinderknochen. Bei den hydrierten Proben lagen alle Werte etwas niedriger, aber im gleichen Größenordnungsbereich.

Von Lipkin u. Hardy [113] stammt der Begriff der „thermischen Trägheit" (thermal inertia). Dieser Parameter, untersucht an kortikalen Probeblöcken, stellt ein Produkt aus spezifischer Wärme, Wärmeleitfähigkeit und Gewebedichte dar. Er wird von den Autoren aufgrund ihrer radiometrischen Untersuchungen mit $1,5 \cdot 10^{-4}$ cal/g °C^2 angegeben. Mit der von den Autoren verwendeten Technik war es offenbar nicht möglich, die Einzelparameter zu messen. Die gefundenen Werte stützen jedoch den von den oben genannten Autoren angegebenen Größenordnungsbereich im Hinblick auf die thermischen Eigenschaften der Kortikalisstrukturen.

Die Unterschiede der Meßwerte für die spezifische Wärme und die Wärmeleitfähigkeit aus den einzelnen Literaturangaben sind damit relativ gering und z. T. ganz offensichtlich durch die unterschiedlichen Meßmethoden bedingt. Aus allen Untersuchungen geht hervor, daß mineralisiertes, biologisches Gewebe eine hohe spezifische Wärme und eine relativ schlechte Wärmeleitfähigkeit besitzt.

2.5 Auswirkungen thermischer Gewebeschädigung auf vitales Gewebe

Der nach thermischen Noxen auftretende Temperaturabfall zwischen der Haut und den tiefer gelegenen Gewebestrukturen wurde mit Hilfe von Thermosonden gemessen [108, 129, 188]. Dieser Temperaturgradient, sowie die Bedeutung des Zeitfaktors, wurde von Moritz [134], Henriques u. Moritz [78], Moritz u. Henriques [135] genauer untersucht. Es wurde die Zeit gemessen, die notwendig war, um bei verschiedenen Temperaturen einen transepithelialen Zelltod herbeizuführen. Dabei wurden Temperatureinwirkungen von 42–70 °C untersucht. Es resultierte daraus eine Temperatur-Zeit-Beziehung, die für alle vitalen Strukturen ähnlich ist. In der Studie von Moritz u. Henriques [135] bezieht sich dieselbe auf die epithelialen Zellen. Bei 44 °C nähert sich die Kurve der Asymptote; die Zeit zur definitiven Zerstörung erhöht sich auf maximal 7 h (Abb. 2).

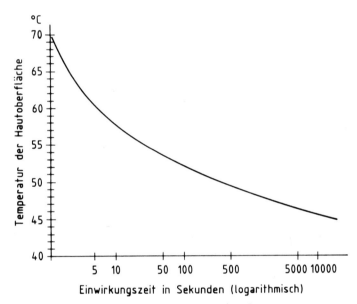

Abb. 2. Die Kurve zeigt die Bedeutung der Einwirkungszeit im Hinblick auf die Zellschädigung. Sie gibt den Schwellenwert an, bei dem epidermale Nekrosen auftreten. [78, 134, 135]

In anderen Untersuchungen wurden auch Gewebeschädigungen aufgrund von Temperaturen über 70 °C getestet. Die notwendige kürzere Einwirkungszeit erforderte spezielle Wärmequellen. Benutzt wurden u. a. brennendes Magnesium [147], Kohlenbogenlampe [108, 136], Laserstrahl [46, 48, 109, 130]. Unterschiedliche Befunde in diesen Arbeiten sind auf Unterschiede in der erzielten Gewebetemperatur zurückzuführen. Je kürzer die Einwirkungszeit ist, desto lokalisierter bleibt die Gewebeschädigung. Auch hier spielen physikalische Eigenschaften des Gewebes eine deutliche Rolle. Das Ausmaß der Gewebeschädigung hängt von dem Wärmefluß, also von der Wärmeleitfähigkeit und der Temperaturdifferenz ab. Den größten Einfluß übt jedoch der Zeitfaktor aus; durch ihn wird der Grenzwert für die Gewebeschädigung, bzw. den Gewebetod, wesentlich bestimmt.

Untersuchungen an anderen Geweben sind nur selten vorgenommen worden. Leach et al. [111] kommen aufgrund ihrer Studien zu der Auffassung, daß Temperaturen von 47 °C ganz offensichtlich in der Lage sind, alle Zelltypen abzutöten, und daß bei Temperaturen zwischen 42 und 47 °C der Zelltod herbeigeführt werden kann, wenn die Einwirkungszeit lange genug ist. Sie stützen sich dabei auf die Ergebnisse von Untersuchungen am Keimdrüsengewebe [76, 195], an embryonalen Gewebestrukturen [156], Gewebekulturen [102], Blutzellen [182], Knorpel (zit. nach [111]) und Tumorzellen [117, 194].

An histologischen Veränderungen im Bereich der Dermis findet man Aufblähungen der Zellen bei mäßiger Erwärmung, Kernrupturen und Protoplasmaveränderungen bei höheren Temperaturen [109, 129, 134]. Es folgt die Ablösung der Zellen von der Basalmembran, und das Kollagen zeigt Schwellungen und partielle Auflösung. Bei sehr kurzzeitigen, hohen Temperatureinwirkungen kommt es zur Verkohlung oberflächlicher Strukturen sowie zu intraepidermaler Blasenbildung.

Nach Moritz [134] tritt bei Temperatureinwirkungen über 55 °C eine Koagulationsnekrose ein, wobei die Zellen keiner Autolyse unterliegen und eine Abstoßungsreaktion erfolgt. Bei Temperaturen unter 55 °C kommt es zu einem nichtkoagulativen Typ der Nekrose, bei welchem das tote Gewebe eine Autolyse durchmacht und sogleich der Reorganisation zugänglich ist.

Pathophysiologisch ist der Effekt der thermischen Energie auf das Gewebe nicht vollständig bekannt. Die wichtigsten Faktoren sind zweifellos Veränderungen in den Proteinen des Protoplasmas mit Enzymaktivierung und Änderung der Stoffwechselvorgänge sowie Veränderungen der Protoplasmalipide [109, 188, 194]. Bei höheren Temperaturen kommt es zum Übertritt von Wasser zu Dampf, Dehydratation, Schrumpfung, Membranrupturen und schließlich zur Verkohlung.

Plasmaproteine wurden besonders bei In-vitro-Experimenten im Hinblick auf ihre Hitzedenaturierung untersucht. Bei den verschiedenen Proteinen besteht eine erhebliche Temperaturabhängigkeit, wobei es z. T. große Unterschiede gibt. Besonders das Enzym Lysyl-tRNA-Synthetase, welches von lebenswichtiger Bedeutung für die Zellfunktion ist, ist ausgesprochen temperaturempfindlich. Bereits bei Einwirkungen von 40 °C finden einzelne Denaturierungsvorgänge statt; bei 45 °C ist in weniger als 5 min die Enzymaktivität auf die Hälfte abgesunken [172].

2.6 Thermometrie beim Bohren im mineralisierten Gewebe

Die Möglichkeit thermischer Schädigungen an vitalem, mineralisiertem Gewebe, beispielsweise der Zahnhartsubstanz, ist schon sehr lange bekannt. Die von der Pulpa ausgehenden regenerativen Veränderungen wurden untersucht und Kühlsysteme zur Herabsetzung der Temperatur entwickelt [11, 42, 55, 79, 83, 95, 98, 115, 116, 193, 216].

Diese Arbeiten lassen nur bedingt Rückschlüsse auf Bohrvorgänge zu, wie sie zur Durchführung von Osteosynthesen am Röhrenknochen notwendig sind. Wenn auch die thermischen Eigenschaften der Zahnhartsubstanz mit denen von Kortikalisstrukturen am Skelett vergleichbar sind [30, 114, 120, 191], so bestehen doch deutliche Unterschiede im Hinblick auf mechanische Eigenschaften, Strukturaufbau, Gefäßsystem und der Möglichkeit zu reparativen Vorgängen. Außerdem arbeiten die bei der zahnärztlichen Präparation benutzten Bohrer vorwiegend fräsend und schleifend. Diese Bearbeitungsverfahren spielen sich mehr an der Oberfläche ab; trotzdem sind von der Pulpa ausgehende reaktive Veränderungen möglich, die durch die thermische Einwirkung hervorgerufen werden [42, 55, 83, 115, 122]. Die an der Oberfläche stattfindenden Bearbeitungsverfahren erlauben eine deutliche Herabsetzung der entstehenden Reibungstemperaturen, wenn mit entsprechend ausgefeilten Kühlsystemen gearbeitet wird [1, 116, 191, 193].

Werden tiefer im Knochen liegende Strukturen mechanisch bearbeitet, beispielsweise gebohrt, so haben von außen angewandte Kühlsysteme kaum noch eine Wirkung, wie Bolz u. Kalweit [11] an Vitalversuchen zeigen konnten. In der Kompakta der Mandibula beim Beagle wurde die Temperatur mit einem Thermoelement aufgezeichnet. Die vorgenommene Kühlung war bereits vollkommen unwirksam, als 2/3 der Zirkumferenz einer Kugelfräse in den Knochen eingedrungen waren. Eitenmüller et al. [43] konnten feststellen, daß bei Bohrvorgängen am Röhrenknochen in der Kortikalis ein Kühleffekt durch Spülmittel nicht mehr signifikant nachzuweisen war, wenn die Bohrung die gegenüberliegende Kortikalis erreicht hatte.

Dagegen fanden Berg [6] sowie Matthews u. Hirsch [125] einen nachweisbaren Kühleffekt durch Spülen bei ihren Bohrversuchen in der Kortikalis. Bei diesen Versuchen muß jedoch berücksichtigt werden, daß es sich um Bohrungen an kleineren Knochenproben handelte und die Kühlung die Probe mitsamt der Bohreinrichtung betraf, also eine systemisch niedrigere Ausgangstemperatur vorlag (Wasserbad bei Berg [6], durchströmtes Wasserbad bei Matthews u. Hirsch [125]).

Temperaturmessungen beim Bohren mit Spiralbohrern und Untersuchungen über die Bedeutung der Wärmeentwicklung, v. a. im Hinblick auf mechanische und reparative Vorgänge, wurden bislang kaum durchgeführt. Mit den Problemen der Thermometrie bei chirurgischen Maßnahmen am Knochen hat sich die Arbeitsgruppe um Eichler [39, 40] (pers. Mitteilung) befaßt. Berg [6] verwendete Thermoelemente vom Typ Fe-Con mit relativ starkem Kaliber (1,5 mm). Die Sonden wurden in der Kortikalis plaziert und durch eine spezielle Justierung mit dem Bohrer an den plazierten Sonden vorbeigebohrt. Dabei fanden Messungen an 3 Stellen statt: 1. im äußeren, mehr periostalen Kortikalisbereich, 2. in der Mitte der Kortikalisdicke und 3. an den mehr zum Markraum gelegenen Anteilen. Offenbar war die exakte Plazierung der Sonden schwierig und der Abstand zum Bohrkanal nicht immer konstant. Berg [6] selbst gibt diesen Wert mit ca. 0,5 mm an. Die relativ kaliberstarken Sonden erlauben wegen der schlechten Wärmeleitfähigkeit des Knochens nur eine bedingte Aussagemöglichkeit über die entstandene Temperatur.

Matthews u. Hirsch [125] verwendeten besser geeignete Thermosonden vom Typ Chromel-Alumel, Durchmesser 0,25 mm (technische Daten s. 4.1.1) und plazierten dieselben nebeneinander in definiertem Abstand vom Bohrkanal. Benutzt wurden Knochenproben von menschlichen Leichenfemora aus dem mittleren Drittel der Diaphyse, in die die Sonden 3 mm tief eingebracht wurden. Bei den Versuchsbohrungen wurden dann unter verschiedenen Bedingungen die Temperaturen an diesen 4 Meßstellen registriert.

Eitenmüller et al. [43] nahmen Messungen mit einem Thermoelement gleichen Typs vor. Dabei wurde das Thermoelement in den Bohrer eingelassen, wobei der Meßpunkt knapp hinter der Bohrerspitze lag. Eine definitive Angabe, wie weit der Meßpunkt von der Bohrerspitze entfernt lag, wurde bei dieser Versuchsanordnung nicht mitgeteilt. Auch eine Messung im Gewebe erfolgte nicht. Die Versuchsanordnung erlaubte jedoch, mit einer relativ unkomplizierten Art und Weise, die Durchführung von Bohrungen im Tierversuch

(Tibia des Schäferhundes). Messungen an entsprechenden Knochenproben oder im Hinblick auf die Bohrergeometrie wurden dabei nicht vorgenommen.

Bemerkenswert aus diesen Versuchen ist, daß die Zone der histologisch nachweisbaren Schädigung unter ungünstigen Bedingungen eine nicht unerhebliche Breite einnehmen kann. Im Hinblick auf die reparativen Vorgänge (Remodelling) um die Bohrkanäle und die Aussagen für die Klinik müssen jedoch einige Nachteile aus dieser Versuchsanordnung berücksichtigt werden: Die Vielzahl der Bohrlöcher nebeneinander an einem Röhrenknochen bewirkt eine uneinheitliche und nicht abschätzbare Beeinträchtigung der periostalen und medullären Blutversorgung und der davon abhängenden reparativen Vorgänge. Da die Bohrlöcher nicht mit Implantaten besetzt wurden, ist auch dadurch eine Änderung im Remodellingverhalten möglich. Matter et al. [123] haben nachgewiesen, daß Bohrlöcher schon bald nach Entfernung der Schrauben aufgefüllt werden. Das medulläre Gefäßsystem ist bereits nach 9 Wochen (wahrscheinlich noch früher) vollständig gefüllt [169, 170, 183, 184]. Da im Schraubenloch relativ rasch Umbauvorgänge mit Knochenneubildung ablaufen, können diese ebenfalls Auswirkungen auf das Remodellingverhalten thermisch geschädigter Bezirke um das Schraubenloch haben. Es erschien daher wichtig, neben den physikalischen Untersuchungen auch die biologische Reaktion um das Bohrloch zu erfassen und die klinische Bedeutung der Bohrung in der Kortikalis unter Berücksichtigung der thermischen Einwirkung zu erörtern.

3 Klinische Befunde an der Kortikalis nach thermischer Schädigung

3.1 Verbrennungen

Die nach oberflächlichen Verbrennungen entstehenden Reaktionen und Befunde am Skelett wurden in einer zusammenfassenden Darstellung von Evans u. Smith [45] beschrieben. Nach diesen Verletzungen werden Osteoporosen, lokale Nekrosen und Sequester, unregelmäßige Ossifikationen, periostale Knochenneubildungen und Exostosen im Diaphysenbereich beobachtet [59].

Eine Abhängigkeit dieser Veränderungen von der Dauer der Temperatureinwirkung und der Temperaturhöhe ist nicht bekannt.

3.2 Polymerisationswärme

Die in den letzten Jahren vermehrt verwendeten Knochenzemente bei der Endoprothetik, Verbundosteosynthese, Schädeldachplastiken u. a.) können eine weitere Quelle für thermische Schädigungen des Knochens sein. Vor allem die Verwendung großer Volumen von Knochenzementanteilen tragen zum stärkeren Temperaturanstieg bei. Charnely [17] berichtet von Temperaturen um 90 °C bei einer Zementmenge von Form und Größe eines Golfballes. Ohnesorge u. Kroesen [141] fanden ähnliche Werte, 92 °C an der Oberfläche, 122 °C im Zentrum einer Palacos-Kugel. Seidel et al. [187] konnten vitale Temperaturmessungen an der Knochen-Zement-Grenze vornehmen und haben dabei Werte von 67,7–72,74 °C, je nach verwendetem Zement, ermittelt. Einzelne Registrierungen lagen deutlich darüber, so daß sich Auswirkungen auf vitale Sktrukturen ergeben müssen, da der Eiweißkoagulationspunkt (60 °C) überschritten wurde. Die Autoren versuchten, diese Temperaturerhöhungen durch Vorkühlen des Knochenlagers zu verringern und erreichten dabei Werte unter 56 °C. Morphologische Befunde zu beiden Versuchsserien liegen nicht vor. Ohnsorge u. Holm [140] fanden bei rasterelektronenmikroskopischen Untersuchungen an der Kontaktfläche Knochen-Zement-Spongiosa Veränderungen, die sie auf die Eiweißkoagulation zurückführen. Münzenberg [139] hält diese Befunde für weniger bedeutungsvoll, da das im Knochen vorhandene, neutralsalzunlösliche Kollagen im Verband erst bei 70–72 °C Schrumpfungstendenzen zeigt, im Gegensatz zu den Kollagenmolekeln im Fibrillenverband (Schädigung bei 64 °C) oder den isolierten Tripelhelices (37–40 °C), die also besonders empfindlich sind. Nach der Meinung Münzenbergs werden tiefere Strukturen durch die Polymerisationswärme nicht geschädigt, da, wie bereits erörtert, das Knochengewebe eine relativ hohe spezifische Wärme und eine schlechte Wärmeleitfähigkeit hat.

3.3 Reibungswärme

Im Augenblick eines Knochenbruches konnte Haase [71] experimentell Temperaturerhöhungen nachweisen und dabei thermoelektrische Messungen durchführen. Er beobachtete einen Temperaturanstieg, der bei 4,25 °C lag. Etwas niedrigere Werte hat Ulrici [209] gemessen. In diesen Temperaturerhöhungen, die bei einer Ausgangstemperatur der vitalen Strukturen von 37,5 °C bereits in den pathologischen Bereich kommen, sieht Haase [71] eine Erklärung für das Auftreten von Nekrosen im Bereich der verletzten Region. Es werden auch die röntgenologisch und klinisch feststellbaren Resorptionserscheinungen und Abrundungen im Bereich der Frakturkanten während der Reparationsphase durch thermische Einwirkungen erklärt.

Über lokale Schädigungen bei operativen Eingriffen durch Temperatureinwirkungen berichtete erstmals in einer ausführlicheren Darstellung Block [8]. Er schreibt der Wärmeentwicklung beim Bohren und Sägen eine Hemmung der Regenerationsfähigkeit des Knochens zu, auch wenn makroskopisch sichtbare „Brandnekrosen" fehlen. Nach seinen Beobachtungen ist die thermische Auswirkung speziell nach Bohrungen mit Kirschner-Drähten lokal begrenzt, vermag aber die Regenerationskraft des Knochens zu hemmen und die Knochenneubildung zu verzögern.

Auf die Notwendigkeit, möglichst scharfe Bohr- und Schneidinstrumente zu verwenden, wies Peterson [153] hin. In gleicher Weise äußert sich Thomsen [204], der aufgrund der geometrischen Voraussetzungen der Werkzeuge intraoperative, thermische Schädigungen diskutiert.

3.3.1 Nekrose und Infektion der Kortikalis nach Bohrungen
(Häufigkeit und klinische Bedeutung)

In einem Zeitraum von 4 Jahren (1975–1978) wurden die stationär behandelten Patienten im Hinblick auf mögliche thermische Schädigungen nach Bohrvorgängen beobachtet und das vorliegende Krankengut ausgewertet. In diesem Zeitraum wurden 4456 Osteosynthesen (Platten- und Marknägel), 3311 Osteotomien mit gleichzeitiger Osteosynthese und 758 Drahtextensionen einschließlich Spickdrahtosteosynthesen vorgenommen. Insgesamt konnten in diesem Zeitraum 8535 Patienten beobachtet werden, bei denen Bohrungen in knöchernen Strukturen erfolgten.

In diesem Zeitraum – und auch in den Jahren davor – lag die Infektionsrate bei den primär aseptischen Osteosynthesen zwischen 1,9 und 2,8 % [16, 36, 80, 110, 179, 180]. Die in diesem Zeitraum von 15 auf 7 % zurückgegangene Infektionsrate bei offenen Frakturen 2. und 3. Grades ist überwiegend auf die vermehrte Verwendung des Fixateur externe und die gleichzeitig konsequent durchgeführte, offene Wundbehandlung zurückzuführen [100].

Berücksichtigung fanden außerdem 2358 septische Operationen mit 471 Sequestrotomien, die als isolierte Operation oder verbunden mit Reosteosynthese, Implantatentfernung, Spongiosaplastik und Spül-Saug-Drainage bzw. Septopalkette vorgenommen wurden. Von diesen Patienten waren knapp 90 % in auswärtigen Krankenhäusern voroperiert. Aus den verschiedenen Patientengruppen (Infekt nach primär aseptischer Osteosynthese oder Osteotomie, Infekt nach offener Fraktur, Infekt bei zugewiesenen Fällen) ergab sich eine klinische Beobachtung von 756 infizierten Osteosynthesen.

Selbstverständlich ist nicht jeder dieser beobachteten Infekte auf eine thermische Schädigung zurückzuführen. Besonders die offene Fraktur mit primärem, begleitendem Weichteilschaden hat hierbei große Bedeutung im Hinblick auf die Infektionsrsate. Die intraoperative Deperiostierung und unsachgemäße Weichteilbehandlung wird für eine Vielzahl von postoperativen Infektionen verantwortlich zu machen sein. Werden in den traumatisch oder operativ geschädigten Regionen viele Bohrungen gesetzt und vermehrt Implantate eingebracht, so sind kortikale Durchblutungsstörungen mit konsekutiver Infektion verständlich und in vermehrtem Maße zu erwarten. Thermische Einflüsse können hierbei Wegbereiter der Infektionen und Implantatlockerungen sein.

Eine sichere Aussage über die Häufigkeit von Infektionen, Implantatlockerungen sowie verzögerter Knochenbruchheilung durch die thermische Einwirkung beim Einbringen der Implantate ist aus dem vorliegenden Krankengut, beispielsweise hinsichtlich statistisch gesicherter Häufigkeit, nicht möglich. Dafür sind Einzelbeobachtungen oft sehr viel aufschlußreicher [3, 5, 15, 23, 85, 93, 171].

Bohrdrahtinfektionen, Ringsequester mit und ohne Implantatlockerungen sind typische Befunde, wie sie häufig bei thermischen Schädigungen beim Bohrvorgang beobachtet werden können (Abb. 3–10).

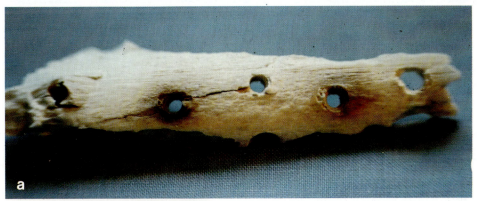

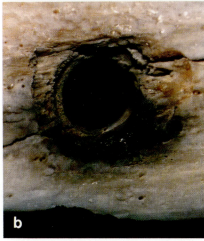

Abb. 3 a, b. Großer Sequester bei Infekt, mit (zu) vielen Bohrungen im isolierten 3. Fragment und Schraubenlockerung. In der Vergrößerungsaufnahme sind um das Bohrloch deutliche, ringförmige Veränderungen zu erkennen; die schwärzliche Verfärbung entspricht einer bindegewebigen Veränderung (Instabilität, Korrosion)

Bei unsachgemäßem Vorgehen mit der Säge sind bei allen Osteotomien thermische Schädigungen möglich [118, 201–203]. Physikalische und histologische Untersuchungen über die Ausdehnung der Schädigung im kortikalen Bereich bei Sägeosteotomien liegen bislang nicht vor.

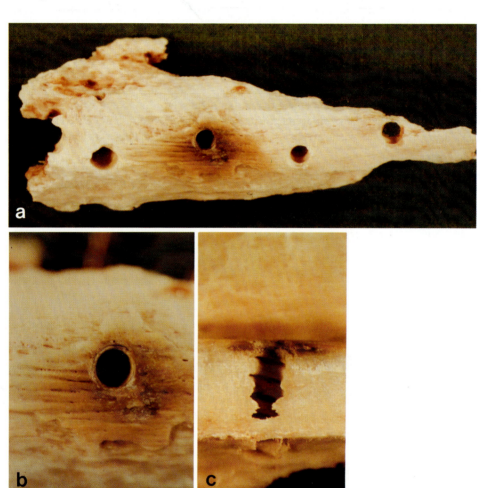

Abb. 4 a–c. Aseptischer Sequester mit ähnlicher Reaktion wie bei Abb. 3. Die makroskopisch erkennbaren Veränderungen sind auf die Oberfläche begrenzt; unveränderte Gewindegänge in den medullarwärts gelegenen Kortexanteilen

Abb. 5. **a** Lösung eines „Ringsequesters" nach Bohrung im kortikalen Bereich, thermischer Schaden, **b–d** ausgelöster Ringsequester aus dem kortikalen Bereich der Tibia nach Schraubenosteosynthese (verschiedene Aufnahmetechniken). Thrombosierte oder revaskularisierte (?) Gefäße

Abb. 6 a, b. Reaktionen nach Bohrungen an der Tibiakante. Im Röntgenbild kreisförmige, sklerosierende Verdichtungen, „ringförmiger Sequester" (**a**). Der bestehende Infekt kommt nach Sequestrotomie und Weichteilbehandlung zur „Ausheilung"; die Sklerose bleibt als Zeichen des thermischen Schadens bestehen (**b**)

Selbstverständlich ist nicht jeder dieser beobachteten Infekte auf eine thermische Schädigung zurückzuführen. Besonders die offene Fraktur mit primärem, begleitendem Weichteilschaden hat hierbei große Bedeutung im Hinblick auf die Infektionsrsate. Die intraoperative Deperiostierung und unsachgemäße Weichteilbehandlung wird für eine Vielzahl von postoperativen Infektionen verantwortlich zu machen sein. Werden in den traumatisch oder operativ geschädigten Regionen viele Bohrungen gesetzt und vermehrt Implantate eingebracht, so sind kortikale Durchblutungsstörungen mit konsekutiver Infektion verständlich und in vermehrtem Maße zu erwarten. Thermische Einflüsse können hierbei Wegbereiter der Infektionen und Implantatlockerungen sein.

Eine sichere Aussage über die Häufigkeit von Infektionen, Implantatlockerungen sowie verzögerter Knochenbruchheilung durch die thermische Einwirkung beim Einbringen der Implantate ist aus dem vorliegenden Krankengut, beispielsweise hinsichtlich statistisch gesicherter Häufigkeit, nicht möglich. Dafür sind Einzelbeobachtungen oft sehr viel aufschlußreicher [3, 5, 15, 23, 85, 93, 171].

Bohrdrahtinfektionen, Ringsequester mit und ohne Implantatlockerungen sind typische Befunde, wie sie häufig bei thermischen Schädigungen beim Bohrvorgang beobachtet werden können (Abb. 3–10).

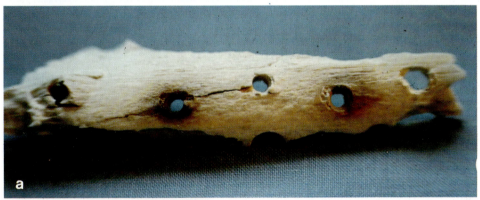

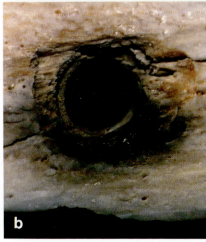

Abb. 3 a, b. Großer Sequester bei Infekt, mit (zu) vielen Bohrungen im isolierten 3. Fragment und Schraubenlockerung. In der Vergrößerungsaufnahme sind um das Bohrloch deutliche, ringförmige Veränderungen zu erkennen; die schwärzliche Verfärbung entspricht einer bindegewebigen Veränderung (Instabilität, Korrosion)

Bei unsachgemäßem Vorgehen mit der Säge sind bei allen Osteotomien thermische Schädigungen möglich [118, 201–203]. Physikalische und histologische Untersuchungen über die Ausdehnung der Schädigung im kortikalen Bereich bei Sägeosteotomien liegen bislang nicht vor.

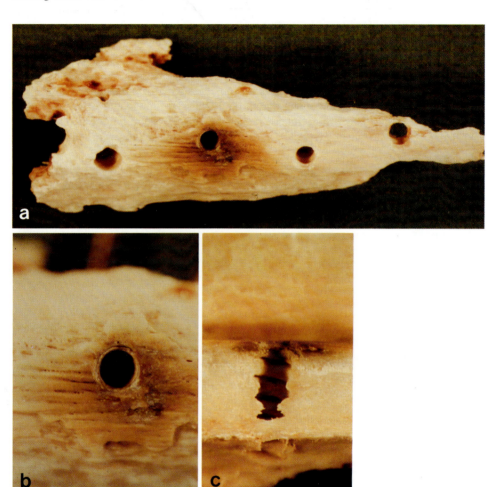

Abb. 4 a–c. Aseptischer Sequester mit ähnlicher Reaktion wie bei Abb. 3. Die makroskopisch erkennbaren Veränderungen sind auf die Oberfläche begrenzt; unveränderte Gewindegänge in den medullarwärts gelegenen Kortexanteilen

---

Abb. 5. a Lösung eines „Ringsequesters" nach Bohrung im kortikalen Bereich, thermischer Schaden, **b–d** ausgelöster Ringsequester aus dem kortikalen Bereich der Tibia nach Schraubenosteosynthese (verschiedene Aufnahmetechniken). Thrombosierte oder revaskularisierte (?) Gefäße

Abb. 6 a, b. Reaktionen nach Bohrungen an der Tibiakante. Im Röntgenbild kreisförmige, sklerosierende Verdichtungen, „ringförmiger Sequester" (**a**). Der bestehende Infekt kommt nach Sequestrotomie und Weichteilbehandlung zur „Ausheilung"; die Sklerose bleibt als Zeichen des thermischen Schadens bestehen (**b**)

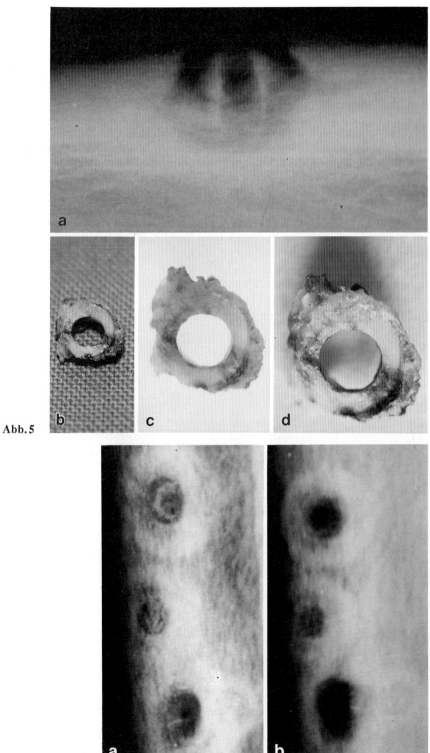

Abb. 5

Abb. 6

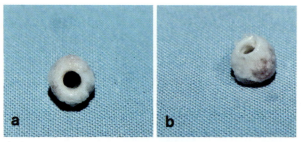

Abb. 7 a, b. Kugelförmig-ovalär ausgelöster Sequester um eine Schraube aus der medialen Tibiakortikalis. Deutlich sind die Gewindegänge in dem „Ringsequester" zu erkennen

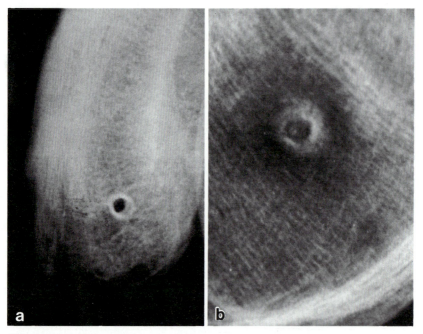

Abb. 8 a, b. Reaktion im Röntgenbild um ein Bohrloch nach Spickdrahtosteosynthese am unteren Patellapol (**a**), keine Infektion, deutliche Sklerosierung mit abgegrenzter Verdichtung am Übergang zur umgebenden Spongiosa. Beim Infekt (**b**), hier nach Fersenbeindrahtextension, erscheint um die zentrale Sklerosierung eine verbreiterte „Osteoporose" mit beginnender Lösung des zentralen Ringes

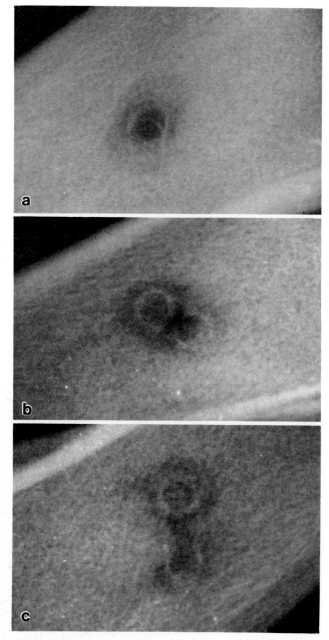

Abb. 9 a–c. Reaktion bei suprakondylärer Bohrdrahtextension ohne Infekt. In verschiedenen Projektionen ist die zylindrische Ausformung der Sklerosierung und des umgebenden osteoporotischen Saumes erkennbar

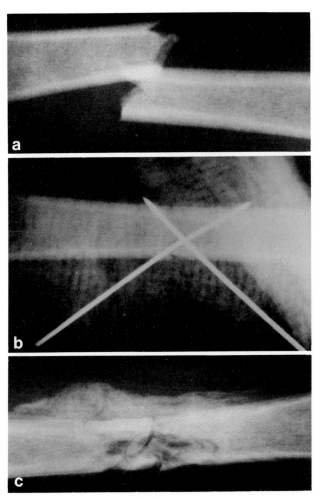

Abb. 10 a–c. Perkutane Bohrdrahtosteosynthese im Schaftbereich bei Oberschenkelfraktur, keine Infektion. Stabilisierung der Fraktur über Fixationskallus auf der (thermisch) weniger geschädigten Seite; Demarkierung, Lyse und teilweise Sklerosierung in den der Bohrung länger ausgesetzten Gebieten ohne Kallusbildung

4 Experimenteller Teil

4.1 In-vitro-Versuche

4.1.1 Material und Methode

4.1.1.1 Bohrmeßnabe

Für die Messung mechanischer Parameter beim Bohren werden im technischen Bereich Meßnaben eingesetzt, die es erlauben, Vorschubkraft und Drehmoment zu messen. Die vorwiegend an den Schneidkanten und Ecken auftretenden Radialkräfte sind mit den derzeit einsetzbaren Meßvorrichtungen nicht zu registrieren [192]. Die in der vorliegenden Untersuchung verwendete Bohrmeßnabe (Fa. Hottinger-Baldwin Meßtechnik GmbH., Darmstadt) enthält als Kernstück eine Meßhülse, die sich bei Aufnahme der zu messenden Kräfte geringfügig verformt. Auf der Oberfläche dieser Meßhülse sind Dehnungsmeßstreifen angebracht, die ihren Ohmschen Widerstand proportional der Verformung ändern. Die Ableitung des elektrischen Signals erfolgt über eine Brückenschaltung. Zur elektrischen Verbindung zwischen Brücke und rotierender Hülse dienen Schleifbürsten. Die Aufzeichnung des registrierten Signals erfolgt nach Einsatz eines Meßverstärkers mit einem Oszillographen, wobei nach Eichung die gemessenen Paramater direkt abgelesen werden können.

Die auf diese Weise arbeitenden Meßnaben (Abb. 11, Tabelle 2) werden i. allg. bei kräftigen Beanspruchungen benutzt, wie sie im technischen Bereich (Maschinenbau u. a.) sehr häufig vorkommen. Da die Meßnabe für größere Bohrerdurchmesser ausgelegt ist und bei vergleichenden Untersuchungen zwischen dem 3,2- und 4,5-mm-Bohrer im Hinblick auf die gleiche Bohrergeometrie, die Unterschiede sich bei den kaliberstärkeren Bohrern besser aufzeigen ließen, wurden in der durchgeführten Testserie Bohrer des Durchmessers 4,5 mm verwendet.

Für die mechanische Testung erwies sich die Nabe nicht zuletzt aufgrund ihrer Robustheit und der dadurch zu vernachlässigenden Fehlerquellen auch bei längerem Gebrauch als sehr geeignet.

Serienmäßig getestet wurden die Bohrer folgender Geometrie: Spitzenwinkel σ: 130, 118, 90, 75 und 60°, der Typen H, N, W, was einem Steigungswinkel· γ: 13, 24 und 36° entspricht (Seitenspanwinkel).

4.1.1.2 Knochenproben

Für die Durchführung mechanischer Versuche (Messung von Vorschubkraft und Drehmoment) sowie zur thermometrischen Untersuchung im Knochen wurde die menschliche Tibia verwendet. Tiefgefrorene Leichentibiae wurden bei Zimmertemperatur aufgetaut

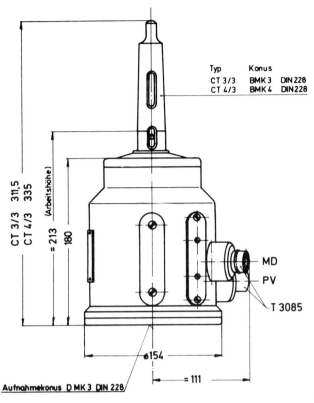

Abb. 11. Bohrmeßnabe: Abmessungen

und während der Versuchsdauer mit physiologischer Kochsalzlösung kontinuierlich feucht gehalten. Die Bohrungen erfolgten ausschließlich im mittleren Drittel der medialen Tibiafläche. Für vergleichende Messungen (verschiedene Bohrergeometrie, scharfer Bohrer, stumpfer Bohrer) wurden jeweils benachbarte Knochenbezirke gewählt und sämtliche Untersuchungen an mehreren Tibiae (n = 6) vorgenommen. Um die Messungen an ein und derselben Knochenprobe nicht zu beeinträchtigen, wurden als Mindestabstand von Bohrung zu Bohrung 1–1,5 cm eingehalten. Dadurch konnte eine bestmögliche Vergleichbarkeit der Einzelmessungen an der Kortikalis unter Berücksichtigung ihrer Struktur, Festigkeit und anatomischen Formgebung gewährleistet werden. Aus diesem Grunde erfolgte an den gelenknahen, spongiösen Strukturen und an der Übergangsregion zu den kortikalen Anteilen keine Messung. Die zu erwartende thermische Einwirkung ist in den epiphysennahen Regionen aufgrund der mechanischen Festigkeit kleiner als im kortikalen Bereich, speziell im mittleren Anteil der Metaphyse.

Als vergleichende Messung wurde die Thermometrie beim Bohrvorgang im Metacarpus des Schafes untersucht. Diese Proben stammten von adulten Schafen (44–60 kg). An jedem Schafsmetacarpus wurde nur eine Versuchsbohrung vorgenommen, um auch bei den In-vitro-Bedingungen möglichst gleiche Voraussetzungen im Vergleich zu den Tierversuchen zu gewährleisten. Die Messungen im Hinblick auf die vergleichenden Untersuchungen (verschiedene Geometrie, scharfer Bohrer, stumpfer Bohrer) erfolgte im Rechts-links-Versuch.

Tabelle 2. Bohrmeßnabe, technische Daten

Nennmeßgrößen		
Vorschubkraft P_v	Mp	2
Drehmoment M_d	kpm	30
Genauigkeitsklasse		0,5
Empfindlichkeit (Ausgangsspannung/ Speisespannung bei Nennmeßgröße und el. unbelastetem Ausgang	mV/V	0,4 $\pm 0,5\%$
Empfohlene Brückenspeisespannung	V_{eff}	8 ... 10
Max. zul. Brückenspeisespannung	V_{eff}	20
Eingangswiderstand bei +20 °C	Ω	350 ± 2
Ausgangswiderstand	Ω	350 ± 5
Linearitätsabweichung	%	0,2 v. E.
Einfluß einer Temperaturänderung um 10 °C		
auf den Nullpunkt	%	0,2 v. E.
auf die Empfindlichkeit	%	0,1
Reproduzierbarkeitsfehler	%	0,2 v. E.
Verdrehwinkel bei M_{dN}	°	0,1
Max. Betriebsdrehzahl	l/min	3000
Temperaturbereich	°C	+5... + 60 °C
Mechanische Grenzwerte, bezogen auf den Nennwert		
kurzzeitig belastbar	%	300
Bruchkraft	%	350
Maße ($h_{max} \times \oslash$)	mm	335 × 154
Bohreraufnahme		Morsekonus D MK 3
Zum Einbau in Maschine		
bei Typ CT 3/3		Morsekonus B MK 3
bei Typ CT 4/3		Morsekonus B MK 3
Gewicht	kg	ca. 9,5

4.1.1.3 Haltefestigkeit der Schrauben

Zur Bestimmung der Haltefestigkeit der Schrauben wurden unter den unterschiedlichen Bedingungen (scharfer Bohrer, stumpfer Bohrer, thermisch beeinträchtigte Knochenproben) Bohrlöcher angelegt, das Gewinde geschnitten und mit Schrauben besetzt. Unter den Schraubenkopf wurde ein piezoelektrischer Kraftaufnehmer positioniert, mit dem beim Festziehen der Schraube die auftretende Axialkraft gemessen werden konnte [9, 19, 21, 64, 70, 85, 124]. Die Aufzeichnung erfolgte nach Übertragung mittels eines Ladungsverstärkers auf einen Schreiber. Die eingebrachten Schrauben wurden von Hand angzogen, der Anstieg der Axialkraft graphisch aufgezeichnet bis zum Ausreißen des Gewindes, so daß die maximale Haltekraft ermittelt werden konnte. Diese Untersuchungen erfolgten an menschlichen Tibiaproben im Bereich der medialen Fläche des mittleren Drittels (s. oben). Die Bohrungen wurden mit einer feststehenden Bohrmaschine mit konstanter Umdrehungszahl (700 U/min) vorgenommen.

    Die thermische Schädigung der Knochenproben erfolgte einmal durch Erhitzen der gesamten Probe, zum anderen durch Bohren mit einem stumpfen Bohrer. Zunächst wurde die Bohrung mit einem scharfen Bohrer (A0 – 3,2 mm) in die Kortikalis vorgenommen, nach Schneiden des Gewindes und Plazierung der Schraube wurde die maximale Haltekraft gemessen. Danach erfolgte die Erhitzung der Probe (5 min, 90 °C im Ringer-Wasserbad), um so eine deutliche thermische Beeinträchtigung der Kollagenstrukturen herbeizuführen. Anschließend wurden im festgelegten Abstand zu den ersten Bohrlöchern (1–1,5 cm) erneut Bohrungen vorgenommen und wiederum die maximale Haltekraft bestimmt.

In einer weiteren Serie erfolgten dann vergleichende Untersuchungen der maximalen Haltekraft zwischen einem scharfen (fabrikneuen) und einem stumpfen Bohrer, der einem Klinikset entnommen und mehrfach gebraucht war, wiederum an der medialen Tibiafläche bei ebenfalls gleichem Abstand der Bohrlöcher. Für beide Versuchsserien wurden je 6 Tibiae verwendet, wobei darauf geachtet wurde, daß diese in Größe und Gewicht annähernd gleich waren. Die Aufzeichnung der gefundenen Meßwerte erfolgte in Beziehung zum Skelettabschnitt (distal – proximal). Nach den durchgeführten Bohrungen wurde in jedem Bohrloch mit einer Mikrometermeßlehre die Kortikalisdicke gemessen, um die Unterschiede bei den verschiedenen Proben und in Bezug auf den Skelettabschnitt berücksichtigen zu können.

4.1.1.4 Bohrlehre und Bohrer

Zur exakten Plazierung der Thermosonden im Knochen wurde eine spezielle Bohrlehre konstruiert (MATHYS jun., Fabrik für Chirurgie-Instrumente Bettlach/Schweiz). Diese Bohrlehre erlaubt, bei Verwendung eines 3,2-mm-Bohrers, die Sonden stets in exakt definiertem Abstand vom Bohrlochrand im Knochen zu plazieren. Die Bohrlehre besteht aus 3 zueinander passenden Teilen (Abb. 12):

1. *Grundplatte:* Breite 20 mm, Länge 40 mm, äußere Höhe 7,5 mm, innere Höhe 4 mm. Dadurch ist die Unterseite der Grundplatte gewölbt (r = 12 mm), so daß sich die Rundung des Knochens gut anlegen kann. Die Platte wird mit zwei Schrauben (2 mm Durchmesser), die seitlich angebracht sind, fest fixiert. Außerdem sorgen zwei an der Unterseite vorstehende Nadelzapfen für einen festen, unverrückbaren Sitz der Grundplatte am Knochen. Im Mittelteil der Grundplatte befindet sich eine runde Aussparung (r = 6 mm), sie nimmt eine Scheibe auf, durch die die Löcher für die später zu plazierenden Thermosonden präpariert werden können.

2. *Scheibe:* Unterer Durchmesser 12 mm, oberer Durchmesser 18 mm, sie ist bei einer Gesamthöhe von 16 mm stufenförmig gestaltet, Stufenhöhe 4 mm. Mit diesen Abmessungen kann der untere Teil der Scheibe in die Aussparung der Grundplatte gesteckt werden. Zur Arretierung der Scheibe dient ein seitlich an der Grundplatte angebrachter Zapfen (Höhe 3 mm). Dieser kann an der Unterseite des Scheibenteils einrasten. Durch das formschlüssige Einstecken des unteren Scheibenteils mit dem Einrastzapfen ist die Scheibe mit der Grundplatte unverrückbar verbunden. Im Zentrum der Scheibe findet sich ein 3,2 mm großes, kreisrundes Loch, welches der Bohrung entspricht. Vom Rand dieses Bohrloches finden sich im definierten Abstand kleinere Löcher mit 1 mm Durchmesser, die durch die gesamte Scheibendicke gehen. Das Zentrum dieser Löcher ist 0,5 – 1,0 – 1,5 – 2,0 mm vom Bohrlochrand entfernt. Durch diese Löcher kann mit speziellen kleinen Bohrern (Schaftdurchmesser 1 mm, Bohrerdurchmesser 0,3 mm) in den darunterliegenden Knochen gebohrt werden; die Thermosonden (s. unten) mit einem Durchmesser von 0,25 mm konnten nach entsprechender Präparation formschlüssig in diese Löcher eingebracht werden. Durch die Dicke dieser kleinen Bohrer von 1 mm im Schaft passen sie exakt durch die vorgegebe-

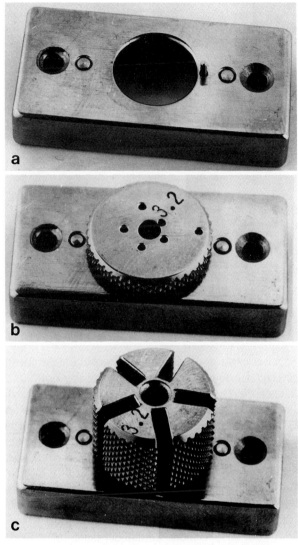

Abb. 12a–c. Bohrlehre, Grundplatte (**a**), Grundplatte mit aufgesteckter Scheibe (**b**), Grundplatte mit Bohrführungsteil (**c**). (Näheres s. Text)

nen Löcher der Scheibe. Sie gewährleisten dadurch eine genaue Führung und Zentrierung bei der Vorbereitung der Löcher für die Thermosonden. Als Antriebsmaschine für diese Kleinbohrer benutzen wir ein stufenlos regulierbares Bohrgetriebe, wie es bei der zahnärztlichen Technik Verwendung findet (Abb. 13). Nach Präparation der Sondenlöcher wird die Scheibe entfernt.

3. *Bohrführungsteil* (16 mm hoch): Durch diese Höhe ist eine exakte Führung des Bohrers durch das zentral gelegene 3,2 mm große Loch gegeben. Oberer und unterer Durchmesser entsprechen den Maßen der Scheibe. Damit paßt das Bohrführungsteil, wie auch die

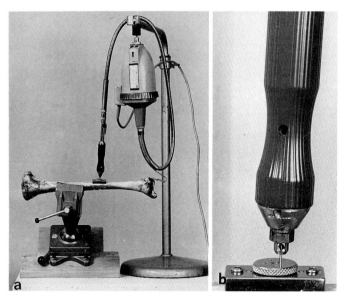

Abb. 13a, b. Präparation der kleinen Bohrlöcher zur Aufnahme der Thermosonden mit einem 0,3-mm-Spezialbohrer und Verwendung eines stufenlos regulierbaren zahnärztlichen Bohrinstrumentariums

Scheibe, exakt in die Grundplatte, wobei die Arretierung in gleicher Weise mit dem Einrastzapfen erfolgt. Durch die segmental angeordneten Aussparungen im Bohrführungsteil können die Thermosonden von oben durch die Grundplatte an die einzelnen Meßstellen im Knochen geführt werden. Die Biegsamkeit der Thermosonden erlaubt es, diese so anzuordnen, daß unbehindert durch das zentrale Loch die Versuchsbohrung vorgenommen werden kann. Die Präparation für die Löcher der Thermosonden und die Plazierung der Sonden in diesen Löchern erforderten ein subtiles, zeitaufwendiges Präparieren.

Bei diesen Bohrungen wurden ausschließlich Bohrer der Größe 3,2 mm verwendet, wobei in den In-vitro-Versuchen die Geometrie im Bereich der Spitzenwinkel und Steigungswinkel den Anschliffarten, wie sie bei der Bohrmeßnabe Verwendung fanden, entsprachen (Spitzenwinkel σ: 130, 118, 90, 75 und 60° der Typen H, N, W, mit Steigungswinkel γ: 13, 24 und 36°). Um den Einfluß der thermischen Schädigung zu prüfen, wurde gleichzeitig ein abgestumpfter Bohrer getestet, der nach vielfachem Gebrauch aus einem Klinikset stammte. Der gleiche Bohrer wurde auch für die In-vivo-Versuche verwendet.

4.1.1.5 Thermoelemente und Thermometrie

Eine exakte Temperaturmessung mit einem Thermoelement ist nur dann durchführbar, wenn ein Temperaturbezugspunkt vorhanden ist, auf den sich die Messung bezieht. Ohne einen solchen definierten Bezugspunkt läßt die vom Thermoelement gelieferte Spannung lediglich eine relative Messung zu. Es ist daher notwendig, eine Vergleichsmeßstelle zu schaffen, deren festgelegte Temperatur konstant gehalten wird. Diese Vergleichsstelle, auch als „kalte Lötstelle" bezeichnet, kann beispielsweise als 0 °C gewählt werden (Gefäß mit schmelzendem Eis). Aber auch die Raumtemperatur kann als Referenz dienen, wenn diese in der Umgebung der Vergleichsstelle konstant ist. Diese letzte Möglichkeit wurde gewählt, da sich besonders bei den vitalen Untersuchungen die Versuchsdurchführung entscheidend vereinfachen ließ. Die Raumtemperatur – als Referenz – betrug konstant 22 °C (±1 °C), wobei Messung und Eichung bei jeder Registrierung vorgenommen wurden. Die Verbindung zwischen Thermoelement und Vergleichsstelle wurde mit einer Ausgleichsleitung hergestellt. Diese muß aus den gleichen Werkstoffen wie das Thermoelement bestehen, bzw. aus Legierungen mit den gleichen thermoelektrischen Eigenschaften (kleiner Widerstand). Solche Legierungen werden lediglich aus Ersparnisgründen benutzt, um die Länge der Thermoelemente limitieren zu können.

Technische Daten der Thermoelemente
„Thermocoax" Miniatur-Mantel-Thermoelement (Fa. Philips-Elektronik Industria GmbH)
Typ 2 AB AC 025 LBT 1
Meßstelle TI
Länge: 500 mm
Adermaterial: Chromel – Alumel
Aderdurchmesser: 0,1 mm
Außendurchmesser: 0,25 mm
Ansprechzeit: 0,1 s
Temperatureinsatzbereich: -200 °C bis $+1000$ °C
Die beiden Leiter (Chromel, Alumel) sind durch rostfreien Austenitstahl AISI 304,
DIN x 5, CrNi 18-9 Nr. 4301 umhüllt (Abb. 14)

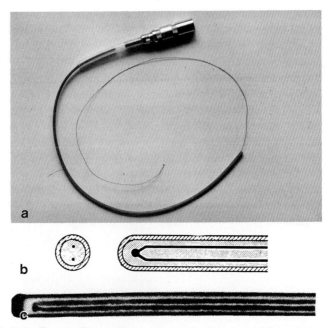

Abb. 14. **a** Thermoelement, technische Daten s. Text. **b** Thermoelement im Längs- und Querschnitt, Vergr. ungefähr 5, der Außendurchmesser beträgt 0,25 mm. **c** Vergrößerte Röntgenaufnahme eines Thermoelementes; deutlich ist die Schweißperle zu erkennen, die beim Verschweißen beider Schweißadern entsteht

Die Wirkungsweise solcher Thermoelemente beruht darauf, daß am Schweißpunkt von 2 verschiedenen Metallen bei Stromfluß eine Temperaturdifferenz entsteht, d. h. umgekehrt auch eine Temperaturdifferenz einen Potentialunterschied, die Thermospannung, hervorruft. Diese Thermospannung ist nicht von den Absolutwerten der Temperaturen, sondern von den Temperaturdifferenzen abhängig. Beim Chromel-Alumel-Thermopaar verläuft die Temperatur-Spannungs-Charakteristik praktisch linear. Die bei der Temperaturmessung erhaltene Spannung kann daher direkt einem Umsetzer zugeleitet werden, eine Korrekturrechnung ist nicht erforderlich.

Die Kleinheit und die hohe mechanische Festigkeit der Thermoelemente erlaubt Temperaturmessungen am Meßobjekt, ohne daß dies in seinen typischen Eigenschaften Veränderungen erfahren muß. Es treten auch beim Meßvorgang keine Auswirkungen, beispielsweise auf die mechanischen und biologischen Eigenschaften am Meßobjekt auf. Der kleine Durchmesser mit der sehr kurzen Ansprechzeit ist für alle Meßprobleme von großem Wert. Für die in dieser Untersuchung vorrgenommenen Experimente ist die Anmsprechzeit so kurz, daß sie praktisch vernachlässigt werden kann. Es wurden außerdem alle Temperaturmessungen mit den gleichen Elementen vorgenommen, so daß absolute Vergleichbarkeit gewährleistet war.

Als Anzeigeinstrument wurde ein Millivoltmeter benutzt: Nanovolt Source „Keithley" Modell 260. Dieses diente als Eichquelle im Hinblick auf die Änderung, die sich aus der Differenz der Eichtemperatur (0 °C) und der als Referenz gewählten Temperatur (Raumtemperatur 22 °C) ergab. Da in den zu messenden Bereichen Temperatur und Thermospannung praktisch linear verlaufen, kann die Temperatur ohne Berücksichtigung eines Korrekturwertes (0 und 22 °C) direkt abgelesen werden.

Die Aufzeichnungen der registrierten Temperaturen erfolgte mit einem Mehrkanalschreiber Typ Watanabe, Papiervorschub 2 cm/min (Abb. 15).

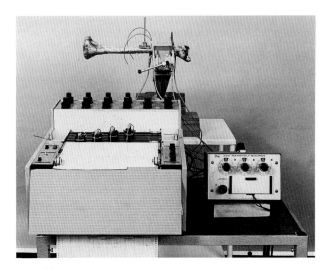

Abb. 15. Versuchsanordnung für die thermometrischen Messungen in vitro und in vivo. Grundplatte und Bohrführungsteil sind montiert, die Thermosonden plaziert, der Bohrer steckt (noch ohne Bohrmaschine) im Bohrführungsteil. Millivoltmeter (Nanovolt Source „Keithley" Modell 260) und Mehrkanalschreiber („Watanabe") sind angeschlossen

4.2 In-vivo-Versuche

4.2.1 Versuchstiere

Als Versuchstiere standen 2- bis 4jährige Bergschafe zur Verfügung (44–60 kg). Der Kortikalisaufbau im Hinblick auf die Zahl der Osteone und Osteozyten ist mit den menschlichen Kortikalisstrukturen gut vergleichbar [154]. Es liegt im übrigen eine Vielzahl tierexperimenteller Untersuchungen und Befunde an den Kortikalisstrukturen von Schafen vor [9, 86–88, 148–151, 154, 155, 158–160, 197], so daß sich aus Gründen der Vergleichbarkeit die Untersuchung am Schaf anbot. Der Metacarpus wurde gewählt, da er in Struktur und Aufbau einem Röhrenknochen entspricht [128]. Im Hinblick auf seine Weichteildeckung ist er mit der Tibia vergleichbar. Außerdem war er für die recht komplizierte Präparation beim Anbringen der Bohrlehre und der Sonden verhältnismäßig gut zugänglich. Auf diese Weise konnten optimale Voraussetzungen für eine exakte Messung gewährleistet werden. An der Schafstibia war dies aus anatomisch-topographischen Gründen nicht möglich.

4.2.2 Narkose und Operation

Präoperativ 24stündige Nahrungskarenz, Wasser ad libitum. Narkoseeinleitung mit Pentothal (Pentobarbital-Natrium) 12–14 ml bis zum Verschwinden des Lidschlußreflexes, Intubation und Fortsetzung der Narkose mit Halothan-O_2-Gemisch. Desinfektion der Vorderläufe und sterile Abdeckung bei der Vitalversuchsserie mit Disulfinblau und polychromer Sequenzmarkierung.

Kleiner Längsschnitt über dem Metacarpus; die Strecksehne wurde zur Seite gehalten und das Periost nur so weit inzidiert als es zur Bohrung notwendig war. Bei den Vergleichsbohrungen zwischen scharfem und stumpfem Bohrer erfolgte dies im Rechts-links-Versuch; rechts jeweils Verwendung eines scharfen Bohrers, links Verwendung des stumpfen Bohrers. In der Serie mit Vitalmarkierung in polychromer Sequenztechnik wurde anschließend ein Gewinde geschnitten und eine 16 mm lange A0-Kortikalisschraube eingebracht. Alle Bohrungen wurden so ausgeführt, daß nur eine Kortikalis durchbohrt wurde (Abb. 16).

4.2.3 Thermoelemente und Thermometrie

Da die notwendigen Kleinbohrungen für die Plazierung der Thermosonden sowie das Anbringen der Bohrlehre mit der dazu erforderlichen, erweiterten Deperiostierung eine zusätzliche Beeinträchtigung der mechanischen Eigenschaften, der lokalen Durchblutungsverhältnisse und damit das Remodellingverhalten bewirken können, wurde in den Serien mit Disulfinblaufärbung und polychromer Sequenzmarkierung keine simultane Temperaturmessung durchgeführt. Diese erfolgte an Schafen aus anderen Versuchsreihen. Hierbei wurde in gleicher Narkose- und Operationstechnik der Metacarpus freigelegt. Es erfolgte die Montage der Bohrlehre, die durch die Nadelzapfen und mit Haltezangen fixiert wurde. Die zusätzliche Befestigung mit seitlichen Bohrungen wurde hierbei nicht vorgenommen, um die medulläre Blutversorgung nicht zu beeinträchtigen. In dieser ausreichend stabilen Position der Bohrlehre erfolgte die Präparation der 0,3-mm-Löcher für die Thermosonden. Die exakte Plazierung derselben zeigte sich sofort auf dem Registrierschreiber mit

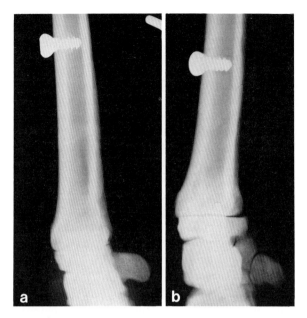

Abb. 16a, b. Lage der Bohrlöcher und Schrauben in der Mitte des Schafsmetacarpus

Einstellung der Körpertemperatur (T = 36 °C). Gelegentlich kam es bei der Bohrung zur Deplazierung der Thermosonden. Da aber ausreichend Versuchstiere aus verschiedenen Serien zur Verfügung standen, konnten 6 Messungen ausgewertet werden, bei denen die Plazierung der Sonden und die feste Fixierung der Bohrlehre gewährleistet war.

4.2.4 Vitalfärbungen

4.2.4.1 Disulfinblau

Zur Darstellung der Durchblutungsverhältnisse in der postoperativen Phase nach der Bohrung wurde die Anfärbung mit Disulfinblau gewählt. Hinweise zur Durchblutung sind auch mit der Darstellung des Gefäßsystems mit röntgenologisch sichtbaren Substanzen möglich [94, 169, 170, 180, 205]. Diese Maßnahmen sind jedoch relativ aufwendig. Die Anfärbung mit Disulfinblau hat sich, da sie makroskopisch bereits mit geringerer Vergrößerung abgelesen werden kann, gut bewährt [67, 68, 154, 155, 211]. Disulfinblau ist das Mononatriumsalz der Anhydro-4,4-bisdiäthyl-amino-nitrophenyl-methanol-2,4-disulfonsäure. Es ist als 6,3%ige wäßrige Lösung im Handel erhältlich (Fa. Merck, Darmstadt). Mit einem Molekulargewicht von ca. 500 ist es ein frei diffusibler Stoff. Es verteilt sich nach intravasaler Gabe gleichmäßig im perfundierten Gefäßnetz und auch im präkapillaren Raum. Eine Bindung an Plasmaproteine findet nicht statt [22]. Disulfinblau hat auch in der Klinik zur Beurteilung der Gewebevitalität Bedeutung erlangt, beispielsweise bei Verbrennungen zur Beurteilung der Weichteildurchblutung im Bereich des Knochens zur Abgrenzung von Sequestern [10, 101, 176, 215].

Bei genügend hoher Dosierung ist die Darstellung der Durchblutungsverhältnisse an kortikalen Knochenstrukturen sehr gut möglich, so daß sich dieser Farbstoff besonders bei experimentellen Untersuchungen bewährt hat [67, 154, 211].

Zur Darstellung der Perfusion ist er in der postoperativen Phase gut geeignet. Entsprechend den Vorschlägen von Gunst [67] wurde eine Dosierung bei 2,5 ml/kg KG verabreicht.

Bei Versuchen zur Beurteilung der frühen postoperativen Phase wurden nach durchgeführter Bohrung (stumpf/scharf) und Gabe des Farbstoffes die Tiere 15 min später getötet und die Knochenproben vom Metacarpus entnommen. Die Narkose und Operation bei dieser Bohrung entsprach der oben angeführten Technik. Insgesamt kamen 6 Knochenproben aus dieser frühen postoperativen Phase zur Auswertung.

Auch bei den Versuchsserien nach 6 und 12 Wochen (vgl. polychrome Sequenzmarkierung) wurde mit der beschriebenen Technik die Durchblutungssituation dargestellt.

4.2.4.2 Polychrome Sequenzmarkierung

Zum Studium von Umbauvorgängen am mineralisierten vitalen Gewebe haben sich besondere Farbmarkierungen bewährt. Die intravitale Verabreichung von Substanzen, die bei der Hartgewebebildung eingebaut werden, erlaubt die Lokalisation von Neubildungen in makroskopischen und mikroskopischen Präparaten. Wiederholte Gabe dieser Substanzen führt zu Mehrfachmarkierungen, wodurch sich der zeitliche Ablauf von An- und Abbauvorgängen darstellen läßt. Die verwendeten Farbstoffe müssen verschiedene Anforderungen erfüllen: Nach ihrer intravitalen Gabe soll ihr Einbau dort erfolgen, wo zum gleichen Zeitpunkt Mineralisationsvorgänge stattfinden. Die farbliche Unterscheidung bei Mehrfachmarkierungen muß gegeben sein und sich simultan im Präparat darstellen. Da es sich um Vitalversuche handelt, darf weder eine allgemeine, noch eine lokale Toxizität bestehen.

Vom Alizarinrot ist die Affinität zum Knochengewebe bereits seit Jahrhunderten bekannt. Es ist der Farbstoff der Krappwurzel, aus der die Färberröte gewonnen wurde [158]. In jüngster Zeit wurde von diesem Farbstoff bekannt, daß er bei hoher Dosierung die Knochenneubildung und auch den Knochenumbau hemmt [75], wahrscheinlich aufgrund einer fermentativen Einwirkung auf die Kollagensynthese. Nachdem derzeit andere Substanzen zur Markierung eingeführt wurden, ist die Verwendung dieses Farbstoffes von geringerer Bedeutung.

Bewährt haben sich fluoreszierende Substanzen [133], da sie verschiedene Vorteile bieten. Die Dosierung braucht i. allg. nicht so hoch gewählt zu werden, daß toxische Nebenwirkungen auftreten können. Es lassen sich simultan auch konventionelle Färbemethoden durchführen, da erst in der Betrachtung mit dem Fluoreszenzmikroskop die verabreichten Substanzen sichtbar werden. Die erste zweifarbige Markierung wurde von Harris et al. [75] angegeben als Kombination von Tetrazyklin mit Alizarinrot. Die Eigenschaft im Hinblick auf die Mineralisation bei der Zahn- und Knochenhartsubstanz war von beiden Farbstoffen bereits lange bekannt. Milch et al. [131, 132] fanden wenige Jahre, nachdem Tetrazykline zur antibiotischen Behandlung eingeführt worden waren, daß sie zusammen mit neugebildetem Knochen eingelagert wurden und ihre gelbliche Farbe und Fluoreszenz über lange Zeit hinaus behielten. Tetrazyklin ist bislang auch die einzige Substanz, die beim Menschen (aus therapeutischens Gründen angewandt) untersucht werden konnte [53, 54]. Die Toxizität aller anderen Substanzen ist mit Ausnahme des Alizarinrot gleich hoch oder geringer als die des Tetrazyklins [142, 158].

Eine Zweifarbstoffmarkierung in Kombination von Tetrazyklin mit Porphyrinen wurde von Coutelier [28] beschrieben. Porphyrine werden nur unter dem Fluoreszenzmikroskop sichtbar. Später wurde als neue Substanz das Fluoresceinderivat DCAF von Suzuki u. Matthews [199] eingeführt [2,4-bis-(N,N'-di-(carboxymethyl)aminomethyl)fluorescein]. In Dreifachkombination wurde Tetracyklin, DCAF und Hämatoporphyrin [142] verwendet. In jüngster Zeit kamen als neue Substanzen Calceinblau, Xylenolorange und Alizarinkomplexon hinzu [162, 163].

Alizarinkomplexon, Calceinblau und Tetrazyklin haben einen gewissen Einfluß auf das embryonale Knochenwachstum. Auswirkungen auf das erwachsene Skelett, mit Ausnahme der erwünschten Einlagerung in die Mineralisationszone, zeigen die Farbstoffe jedoch nicht. Die Reihenfolge,in der diese Markierungssubstanzen verabfolgt werden, kann grundsätzlich beliebig erfolgen, wobei ihre Gabe auch wiederholt möglich ist. Nur bei jungem Knochengewebe und speziell bei der Verarbeitung durch Metakrylateinbettung empfiehlt es sich, Alizarinkomplexon nicht als letzte Substanz zu verwenden, da es seine ursprüngliche Farbe hierbei verändern kann.

In der vorliegenden Untersuchung wurden entsprechend den Empfehlungen von Rahn u. Perren [162, 163] zur polychromen Sequenzmarkierung folgende Substanzen verwendet:

– Xylenolorange 90 mg/kg,
– Calcein 20 mg/kg,
– Alizarinkomplexon 30 mg/kg,
– Tetracyclin 2,5 mg/kg.

Die Gabe erfolgte in der genannten Reihenfolge (Abb. 17), wobei sich dann die Farbmarkierungen orange, grün, rot und gelb ergeben (Abb. 18).

Bei den 6 Wochen dauernden Versuchen in Serie wurden in der 2., 3., 4. und 5. Woche jeweils die Markierungssubstanz verabfolgt. Bei den 12wöchigen Versuchsserien kam eine wöchentliche, jeweils 2malige Gabe der Substanzen zur Anwendung. Bei diesen 6- und 12wöchigen Versuchsserien wurde an jeweils 6 Schafen die Untersuchung mit polychromer Sequenzmarkierung durchgeführt. Zusätzlich standen zur Auswertung aus verschiedenen Vorversuchen noch weitere 7 Schafe zur Verlaufsbeobachtung zur Verfügung mit den Untersuchungszeiträumen 4., 6., 12., 18., 12., 42. Woche. In diesen Versuchen wurde die Sequenz Xylenolorange, Calcein und Tetrazyklin gewählt, bei den längeren Versuchsabschnitten auch mit einer 3fachen Verabreichung der Substanzen (Abb. 17). Insgesamt standen zur histologischen Auswertung in polychromer Sequenzmarkierung 19 Schafe zur Verfügung.

4.2.4.3 Mikroradiographie

Aus jeder Knochenprobe wurde aus einem der mittleren Sägeschnitte des Kortex (s. 4.4) von den 60–100 μ dicken Präparaten eine mikroradiographische Aufnahme gefertigt. Von einigen Präparaten, besonders bei stärkerer periostaler Knochenneubildung, wurde auch aus diesem Bereich ein Mikroradiogramm gewonnen. In diesen Mikroradiographien,die nach ihrer Herstellung die Anfertigung und Auswertung anderer histologischer Techniken nicht beeinträchtigen (polychrome Sequenzmarkierung, Disulfinblaufärbung), läßt sich sowohl der Knochenanbau, als auch der Knochenabbau differenzieren. Die Unterscheidung der

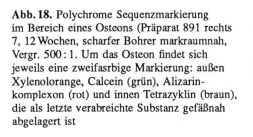

Abb. 17. Polychrome Sequenzmarkierung, in den Vorversuchen und Übersichten wurden Xylenolorange, Calcein und Tetrazyklin verwendet (Einfachmarkierung und Dreifachmarkierung). In der Versuchsserie erfolgte die Markierung mit Xylenolorange, Calcein, Alizarinkomplexon und Tetrazyklin bei den 6 Wochen dauernden Versuchen als einfache, bei den 12 Wochen Versuchen als doppelte Markierung

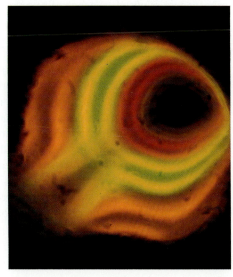

Abb. 18. Polychrome Sequenzmarkierung im Bereich eines Osteons (Präparat 891 rechts 7, 12 Wochen, scharfer Bohrer markraumnah, Vergr. 500:1. Um das Osteon findet sich jeweils eine zweifasrige Markierung: außen Xylenolorange, Calcein (grün), Alizarinkomplexon (rot) und innen Tetrazyklin (braun), die als letzte verabreichte Substanz gefäßnah abgelagert ist

eingelagerten jüngeren Umbauzonen von den sie umgebenden älteren, hoch mineralisierten Kortexstrukturen ist durch die verschiedenen Graufärbungstöne und/oder die entstandene Lückenbbildung gut möglich [26, 44, 51, 52].

Die Herstellung der Mikroradiographien von den Sägeschnitten wurde mit dem Röntgengerät „Faxitron 804" vorgenommen, bei Verwendung des Filmmaterials „Kodakspectroscopic plates 649-0"; Beleuchtung bei 25 kV im Mittel 5400 mAs und zur Entwicklung Entwickler D 19 von Kodak über 5 min benutzt; Fixierung mit G 334 Agfa über 10 min.

4.3. Histologische Aufarbeitung und optische Auswertung

Da die Knochenfluorochrome an mineralisierte Anteile gebunden sind, können nur unentkalkte Schnitte verwendet werden. Bei den dichteren Strukturen der Kortikalis ist es möglich, diese als Sägeschnitte von uneingebetteten, frischen, aber auch fixierten Proben herzustellen. Nach Entnahme der Metacarpi wurde aus deren Mittelstück ein Block von 2,5–3,5 cm herausgesägt, der zentral das Bohrloch enthielt. Die Schraube wurde entfernt und die Probe photographiert, sodann zur Herstellung der Präparate der Metacrpus quer zur Bohrrichtung geschnitten. Zur Auswertung eignen sich Präparate einer Dicke von 60–100 μ, die bei den relativ kleinen Proben direkt durch Sägeschnitte hergestellt werden konnten. Dazu wurde eine wassergekühlte Kreissäge mit einem Mikrometerbetrieb und maschinellem Transport der Proben verwendet. Anschließend herunterschleifen der Proben auf die Dicke 60–100 μ mit einem Rotationsschleifer. Entsprechend der Dicke der Kortikalis und teilweise vorhandener kallöser Anteile (vgl. Ergebnisse) konnten jeweils 5–8 Sägeschnitte zur Auswertung aus jedem Metacrapus gewonnen werden. Danach erfolgte die Fixierung und Dehydrierung in aufsteigender Alkoholreihe (40, 80, 96 und 100%) und Xylol, anschließend wurden die Präparate mit Eukitt eingedeckt.

Die mit Disulfinblau gefärbten Metacarpusproben wurden in gleicher Weise entnommen, in Blöcke geschnitten und aus dem mittleren Kortex die Fläche in Lupenvergrößerung photographiert. Von einzelnen Präparaten erfolgten Lupenvergrößerungen von mehreren, insbesondere periostal gelegenen Sägeschnitten.

Entnommene Knochenproben, die nicht sofort weiterverarbeitet werden konnten, wurden nach ihrer Entnahme sogleich tiefgefroren ($-27\,°C$) und erst kurz vor ihrer Weiterverarbeitung bei Zimmertemperatur aufgetaut.

Nach Durchmusterung aller histologischer Schnitte im Fluoreszenzmikroskop und Anfertigung orientierender Skizzen der Umbauvorgänge, erfolgte die photographische Dokumentation als Übersichtsbilder in allen Präparaten (Lichtquelle: HBO 200, schiefe Beleuchtung, Ultraviolettlichtfluoreszenz, Erregerfilter UG 1 C, Canon FL: Kamera mit Balgengerät, konstanter Balgenauszug, Objektiv: Zeiss Luminar 40/I, Film: Kodak Ektachrome ASA 400/27 DIN). Von mehreren Präparaten, vorwiegend aus den Serien mit 6 und 12 Wochen Untersuchungsdauer, wurden über einen Vergrößerungsprojektor direkte Abzeichnungen gefertigt (Nikon-Profil-Projektor, Modell 6 CT 2) im Verhältnis 1 : 20. Mit einer für diesen Maßstab gefertigten Meßschablone die die Abstände der Temperaturmeßpunkte vom Bohrloch an in passendem Größenverhältnis darstellt, konnte in diesen Zeichnungen die Lokalisationsbestimmung bei der in den Vitalversuchen gemessenen Temperatur angegeben werden.

4.4 Auswertung der Temperaturkurven

Von den gewonnenen Temperaturkurven wurden die Werte aus allen 4 Registrierpunkten ausgemessen. Es erfolgte die Bestimmung der maximal erreichten Temperatur. Hinsichtlich der Temperatureinwirkungszeit wurden die Zeiten gemessen, in der eine für die mechanische und biologische Beurteilung des Bohrvorgangs bedeutsame Temperaturerhöhung vorhanden war.

Bei den In-vitro-Versuchen wurden die Zeitabschnitte ausgemessen die sich bei Temperaturen von 30, 35 und 40 °C usw. jeweils im Abstand von 5 °C fanden. Bei den Vitalversuchen mit der höheren Ausgangstemperatur (T = 36± 0,5 °C) erfolgte die analoge Auswertung bei den Werten von 40, 45 und 50 °C usw. ebenfalls im Abstand von 5 °C.

Zusätzlich erfolgte die Ausmessung der Zeiten, die vom Beginn des Bohrvorgangs bis zum erreichten Temperaturmaximum an den 4 Registrierpunkten benötigt wurden.

Bei den Versuchen mit hoher Wärmeentwicklung (stumpfer Bohrer) wurde nach dem Erreichen des Temperaturmaximums für einen jeweils konstanten Zeitabschnitt (10 s) der Temperaturabfall gemessen. Daraus konnte eine Temperatur-Zeit-Relation (t/ΔT) aufgestellt werden. Die Ausmessung der Temperaturkurven erfolgte so lange, bis die Temperatur im kortikalen Gewebe auf einen festgelegten Wert über der Ausgangstemperatur zurückgegangen war, von dem eine thermische Beeinträchtigung nicht mehr erwartet werden konnte (40 °C bei den Vitalversuchen, 30 °C bei den In-vitro-Versuchen).

5 Ergebnisse

5.1 Bohrmeßnabe

5.1.1 Bohrergeometrie

Beim Vergleich der aufzuwendenden Vorschubkraft (Kp) bei konstanter Umdrehungszahl und festgelegtem Bohrweg pro Umdrehung, ergaben sich bei den verschiedenen Bohrergeometrien z. T. erhebliche Unterschiede. Spiralbohrertypen mit kleinem Anschliff (Spitzenwinkel σ: 60 und 75°) zeigten eindeutig bessere Werte als Bohrer mit großem, d. h. flachem Winkel. Die Vorschubkraft kann bei der günstigeren Anschliffart nur 1/3–1/4 der Werte betragen, wie sie bei flachen Formgebungen aufgewendet werden müssen. Der Abfall der notwendigen Vorschubkraft ist dabei im Bereich der Spitzenwinkel zwischen 75 und 60° deutlich geringer als bei den flacheren Anschliffarten im Bereich von 130–90° (Abb. 19, Tabelle 3).

Einen verhältnismäßig geringen Einfluß hat der Steigungswinkel, der in Kombination mit den verschiedenen Spitzenwinkeln keine wesentlichen Unterschiede der verschiedenen Kurven erkennen läßt. Da sich die Kurven z. T. mehrfach überschneiden, läßt sich aufgrund

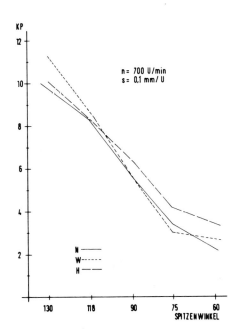

Abb. 19. Vorschubkraft in Abhängigkeit vom Spitzenwinkel (σ), bei konstanter Umdrehungszahl und konstantem Vorschubweg. Unterschiede bei den Typen H, N und W sind nicht eindeutig

Tabelle 3. Vorschubkraft (Kp) und Bohrergeometrie

σ 130° (N)	9,8	9,8	9,9	10,0	10,1	10,1
σ 130° (W)	11,0	11,1	11,2	11,5	11,6	11,6
σ 130° (H)	10,0	10,1	10,1	10,1	10,2	10,2
σ 118° (N)	8,1	8,1	8,2	8,2	8.2	8,3
σ 118° (W)	8,5	8,7	8,8	8,8	9,0	9,2
σ 118° (H)	8,2	8,2	8,3	8,3	8,4	8,5
σ 90° (N)	5,4	5,4	5,5	5,6	5,7	5,7
σ 90° (W)	5,4	5,5	5,5	5,6	5,7	5,8
σ 90° (H)	6,0	6,1	6,2	6,4	6,4	6,4
σ 75° (N)	3,4	3,4	3,5	3,6	3,6	3,6
σ 75° (W)	2,9	2,9	3,0	3,0	3,1	3,1
σ 75° (H)	3,9	3,9	4,0	4,2	4,2	4,3
σ 60° (N)	2,0	2,0	2,1	2,1	2,1	2,1
σ 60° (W)	2,3	2,3	2,5	2,3	2,7	2,7
σ 60° (H)	3,1	3,1	3,4	3,4	3,4	3,5

dieser Befunde keine sichere Abhängigkeit der Schneidleistung des Bohrers beim kortikalen Bohrvorgang im Hinblick auf den Steigungswinkel (Spanwinkel) angeben.

5.1.2 Umdrehungszahl

Bei geänderter Umdrehungszahl und sonst gleichen Bedingungen zeigen die Ergebnisse im Hinblick auf die Geometrie des Bohrers fast identische Kurvenverläufe. Die spitzeren Anschliffarten erforderten stets die geringsten Vorschubkräfte. Beim Vergleich der 3 verschiedenen, getesteten Umdrehungszahlen (500, 700, 900 U/min) ergaben sich für die niedrigere Umdrehungszahl jeweils die höchsten Werte. Der Abfall des notwendigen Vorschubes war zwischen 500 und 700 U/min noch relativ groß, zwischen 700 und 900 U/min geringer (Abb. 20, Tabelle 4).

Es erfolgte hierbei die Testung an 3 verschiedenen Bohrertypen mit Spitzenwinkeln (σ: 60, 90, 130°) und konstantem Steigungswinkel (Typ N: 24°).

5.1.3 Vorschub

Beim Vorschub wurden 3 verschiedene Werte getestet: 0,1, 0,2 und 0,3 mm/U. Höhere Werte konnten nicht vorgegeben werden, da dann eine exakte Bohrung nicht mehr gewährleistet war. Es kam dabei teilweise zur Verschiebung der eingespannten Knochenproben, zu mangelhaftem Auswurf des Bohrgutes, unsymmetrischer Ausformung der Bohrlöcher und auch zur Aufsplitterung der Knochenproben. Die Änderung des Vorschubweges bringt den stärksten Einfluß auf die Vorschubkraft. Der Anstieg der erforderlichen Vorschubkräfte von 0,1 auf 0,2 mm/U betrug z. T. mehr als 2 Kp. Mit einem Vorschub von 0,3 mm/U wurden nahezu die 4- bis 5fachen Werte gemessen im Vergleich zum kleineren Vorschub von 0,1 mm/U (Abb. 21, Tabelle 5). Die bei dieser Versuchsserie benutzten Bohrer entsprachen

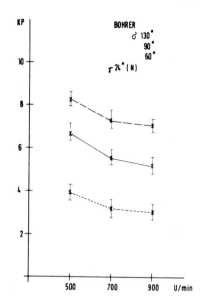

Abb. 20. Vorschubkraft und Spitzenwinkel (σ) bei verschiedenen Umdrehungszahlen (σ 130° - - -, σ 90° —, σ 60° · · · ·)

Tabelle 4. Vorschubkraft (Kp) und Umdrehungszahl (U/min) (Typ N)

U/min	σ 130°	σ 90°	σ 60°
500	7,9	6,3	3,8
	8,0	6,4	3,8
	8,2	6,8	3,9
	8,2	6,8	4,0
	8,4	7,1	4,1
	8,4	7,2	4,2
700	6,9	5,3	2,9
	6,9	5,4	3,0
	7,1	5,6	3,1
	7,4	5,7	3,3
	7,5	5,8	3,3
	7,7	5,9	3,5
900	6,9	4,8	2,8
	6,9	4,9	2,9
	7,1	5,1	3,0
	7,2	5,3	3,0
	7,2	5,3	3,3
	7,3	5,5	3,3

in ihrer Geometrie den bei der Untersuchung mit verschiedenen Umdrehungszahlen verwendeten Typen (Spitzenwinkel σ: 60, 90 und 130° bei jeweils gleichem Steigungswinkel γ von 24° bei Typ N). Auch in dieser Serie erwiesen sich Bohrer mit spitzem Anschliff (σ: 60°) als günstiger in bezug auf ihre Schneidleistung als solche mit flachem Anschliff (σ: 90 und 130°).

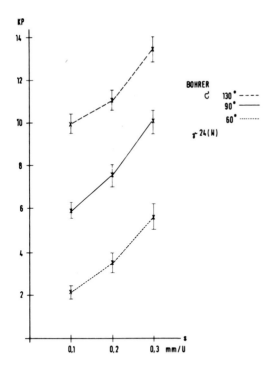

Abb. 21. Vorschubkraft und Spitzenwinkel bei unterschiedlichem Vorschubweg

Tabelle 5. Vorschubkraft (Kp) und Vorschubweg (mm/U) (Typ N)

mm/U	σ 130°	σ 90°	σ 60°
0,1	9,3	5,3	1,7
	9,4	5,5	1,9
	9,9	5,8	2,1
	10,1	5,9	2,2
	10,2	6,0	2,2
	10,3	6,2	2,4
0,2	10,4	6,9	2,9
	10,6	7,1	3,1
	10,9	7,6	3,5
	11,0	7,8	3,5
	11,1	7,9	3,6
	11,3	8,0	3,9
0,3	12,6	9,2	4,9
	12,8	9,3	5,1
	13,2	9,9	5,2
	13,3	9,9	5,5
	13,5	10,2	5,8
	13,9	10,3	6,1

5.2 Haltefestigkeit

5.2.1 Thermisch beeinflußte Knochenproben

Bei den gemessenen Kräften ergaben sich für die erhitzten Knochenproben stets geringere Werte, als es beim thermisch nicht geschädigten Knochen der Fall war. Bei letzteren handelt es sich um Proben, die nach Entnahme sofort tiefgefroren zur Verarbeitung in Ringer-Lösung aufgetaut wurden. Der Unterschied der beiden Proben lag im Mittel deutlich über 50 Kp mit jeweiligem Abfall zum distalen und proximalen Schaftbereich (Abb. 22a, Tabelle 6).

Die Unterschiede, die sich bei den verschiedenen Tibiae ergaben, waren relativ gering. Dies beruht nicht zuletzt auf der Auswahl der Proben, die in Größe und Gewicht vergleichbar waren. Da besonders die Kortikalisdicke für die Haltekraft der Schrauben von Bedeutung ist, wurden bei den jeweils verwandten Proben in den Borhlöchern auch die Tiefe derselben gemessen. Bei den 6 verwandten Tibiae ergaben sich dabei folgende Werte: 4,3 – 4,5 – 4,5 – 4,6 – 4,6 – 4,8 mm.

Obwohl nur das mittlere Drittel der Tibia mit makroskopisch eindeutig erkennbaren Kortikalisstrukturen verwandt wurde, ergaben sich nach proximal und distal jeweils etwas geringere Werte im Hinblick auf die Haltefestigkeit. Es werden also die Übergänge zu den epiphysennahen Abschnitten mit beginnenden spongiösen Strukturen an den Haltekräften erkennbar, obwohl sich optisch keine Veränderung der Kortikalisstruktur zeigte.

5.2.2 Scharfer und stumpfer Bohrer

Die mit gleicher Technik ermittelten, vergleichenden Werte für jeweils einen scharfen und einen stumpfen Bohrer ergaben bei letzterem deutlich niedrigere Werte im Hinblick auf die Haltefestigkeit der eingebrachten Schrauben. Da auch bei dieser Untersuchung Tibiae

Tabelle 6. Haltefestigkeit (Kp) (mittlere Werte)

	Normale Proben		Erhitzte Proben	
Proximal	210, 212, 215, 217, 217, 218	(215)	170, 170, 174, 176, 176, 180	(174)
	225, 225, 230, 230, 232, 232	(229)	185, 185, 190, 194, 195, 195	(191)
	228, 230, 230, 235, 235, 235	(232)	195, 198, 200, 205, 208, 208	(202)
	232, 232, 235, 235, 240, 240	(236)	190, 194, 194, 196, 196, 198	(195)
	215, 218, 220, 220, 222, 225	(220)	202, 202, 206, 208, 210, 210	(206)
	218, 220, 220, 222, 225, 225	(222)	184, 184, 190, 190, 194, 195	(190)
	214, 216, 218, 218, 220, 220	(218)	172, 172, 178, 184, 184, 188	(180)
Distal	195, 195, 200, 200, 204, 206	(200)	150, 155, 158, 164, 165, 165	(160)
	Normale Proben		Stumpfe Bohrung	
Proximal	232, 235, 236, 238, 240, 245	(238)	174, 174, 180, 180, 182, 186	(179)
	250, 256, 260, 260, 260, 260	(258)	200, 205, 210, 210, 212, 214	(209)
	246, 250, 250, 256, 256, 258	(253)	176, 178, 178, 180, 182, 186	(180)
	240, 244, 244, 248, 250, 252	(246)	170, 170, 174, 176, 178, 178	(174)
	238, 242, 245, 248, 248, 248	(245)	184, 194, 194, 200, 202, 206	(197)
	228, 232, 235, 235, 238, 240	(235)	150, 158, 160, 160, 162, 164	(159)
	220, 224, 224, 225, 230, 230	(226)	148, 158, 160, 162, 162, 164	(159)
Distal	216, 220, 220, 224, 226, 228	(222)	148, 150, 154, 154, 160, 160	(154)

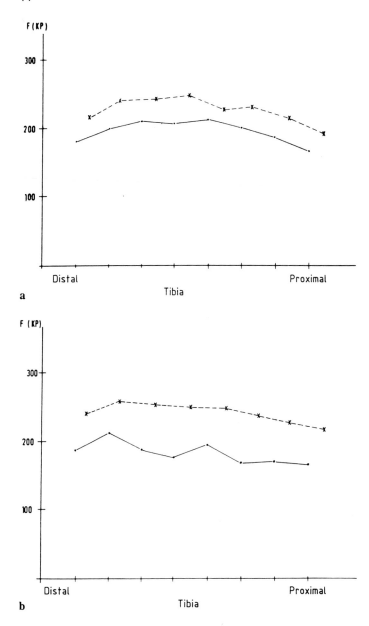

Abb. 22 a, b. Haltefestigkeit der Schrauben in Kp bei erhitzter Knochenprobe (**a**) und bei der Bohrung mit stumpfem Bohrer (**b**). *Oben* Normalwerte (---), *unten* jeweils die Werte bei thermischer Beeinträchtigung (—)

von möglichst gleicher Größe und gleichem Gewicht verwendet wurden, fanden sich bei der Messung der Kortexdicke nur geringe Unterschiede (4,4 – 4,4 – 4,5 – 4,7 – 4,8 – 4,9 mm). Auch bei diesen 6 Proben waren in geringem Ausmaß Unterschiede hinsichtlich der Haltekraft in bezug auf den Skelettabschnitt feststellbar (Abb. 22b).

5.3 Thermometrie

Der Temperaturanstieg und -abfall im Kortex läßt sich bei den Versuchsbohrungen mit hoher Temperaturentwicklung am besten beobachten. Für die vergleichenden Untersuchungen wurden daher die Bohrversuche mit einem stumpfen Bohrer ausgewertet, da die höhere Temperaturentwicklung auch eine längere Temperatureinwirkungszeit hervorruft, als dies bei den scharfen Bohrern der Fall war.

5.3.1 Befunde am avitalen Kortex

Bei der Auswertung der Ergebnisse mußte berücksichtigt werden, daß der Metacarpus des Schaftes im Kortikalisbereich im Mittel dünner ist als die Kortikalis der medialen Fläche der menschlichen Tibia. Die Ausmessungen der zur Untersuchung verwendeten Knochenproben ergaben im Schafsmetacarpus eine mittlere Dicke von 3,9 mm (3,7–4,3 mm), an der menschlichen Tibia von 4,5 mm (4,1–4,8 mm). Bei gleicher Plazierung der Sonden in der Tiefe der Kortikalis (2,5 mm) konnte an den Tibiaproben an den 4 Meßstellen eine

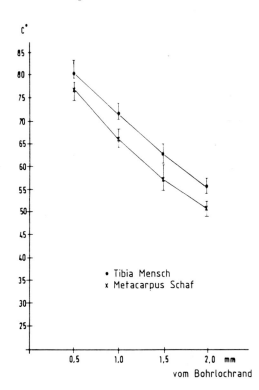

Abb. 23. Temperaturerhöhung bei Bohrung mit stumpfem Bohrer: Vergleich der menschlichen Tibia mit dem Schafsmetacarpus. Der Temperaturabfall im Gewebe ist praktisch gleich

Tabelle 7. Temperaturerhöhung [° C] stumpfer Bohrer

Meßstelle	Tibia	Metacarpus
0,5	78 78 80 80 80 83	73 74 76 76 77 77
1,0	70 72 72 72 73 73	63 65 65 66 67 68
1,5	61 62 62 63 63 64	54 54 56 57 58 59
2,0	53 54 55 55 56 57	48 49 49 51 52 53

um ca. 5 °C höhere Temperatur registriert werden. Im übrigen zeigten die beiden Kurven im Vergleich einen praktisch identischen Verlauf bezüglich des Temperaturabfalls von Meßpunkt zu Meßpunkt (Abb. 23, Tabelle 7).

Dies zeigt einmal, daß die Sonden exakt plaziert wurden, zum andern ergibt sich daraus ein Hinweis auf die Homogenität der kortikalen Strukturen im Meßbereich. Die höheren Temperaturen bei den Tibiaproben sind auf die größere Dicke und längere Einwirkungsdauer der durch den Bohrvorgang hervorgerufenen Thermik zurückzuführen. Durch den praktisch identischen Abfall der Temperatur im Meßbereich zeigt sich, daß die Wärmeleitfähigkeit bei beiden untersuchten Spezies praktisch gleich ist. Das von Meßstelle zu Meßstelle erreichte Temperaturmaximum zeigt bei beiden Knochenproben keine divergierenden Zeitverzögerungen.

An der Kortikalis der menschlichen Tibia wurden unter Berücksichtigung der mit der Meßnabe gewonnenen Ergebnisse Bohrer mit 3 verschiedenen Anschliffarten tetestet (Spitzenwinkel σ: 60, 90 und 130° bei konstantem Spanwinkel γ 24°). Bei dieser Untersuchungsserie wurden die erzielten Temperaturmaxima an allen 4 Meßpunkten ermittelt. Die Unterschiede bei den verwendeten fabrikneuen Bohrern waren zwar nicht sehr groß, an allen 4 Meßpunkten jedoch eindeutig erkennbar. Überschneidungen der Meßwerte für die

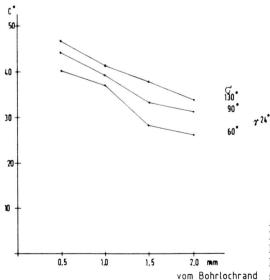

Abb. 24. Erreichte Temperaturhöhe an den Meßpunkten bei Bohrern mit unterschiedlicher Geometrie beim Spitzenwinkel σ. Der kleinere Spitzenwinkel ruft die geringere Temperaturerhöhung hervor

Tabelle 8. Temperaturerhöhe [°C] und Bohrergeometrie (γ 24°)

Meßstelle	σ 130°	σ 90°	σ 60°
0,5	45 46 46 47 47 48	43 43 44 46 46 46	38 39 40 41 42 42
0,1	40 40 41 42 42 43	38 38 38 39 40 40	35 35 36 37 37 38
1,5	36 36 37 38 39 39	30 30 32 33 34 35	25 26 26 28 29 30
2,0	32 32 33 34 34 35	29 30 30 30 31 32	25 25 26 26 26 27

verschiedenen Bohrertypen ergaben sich nicht. Die Temperaturdifferenzen lagen im Maximum bei 8 °C. Die jeweils höchsten Werte wurden für Bohrer mit flachem Anschliff (Spitzenwinkel σ 130°) gemessen. Bei den kleineren Spitzenwinkeln (σ 90 und 60°) war die erreichte Temperaturhöhe niedriger (Abb. 24, Tabelle 8).

Die Temperatureinwirkungszeiten (t/ΔT) bei 45 und 50 °C wurden an allen 4 Meßstellen ermittelt. Aufgrund dieser Auswertugen sind bis zur Meßstelle bei 1,5 mm unter Berücksichtigung der einwirkenden Zeit noch so erhebliche Temperaturerhöhungen vorhanden, daß mit thermischen Schädigungen gerechnet werden muß. Dies gilt sowohl für den Schafsmetacarpus als auch die menschliche Tibia. Bei letzterer liegen die Einwirkungszeiten noch etwas höher, was der größeren Kortikalisdicke zuzuordnen ist (Abb. 25, Tabelle 9). Die gewonnenen Kurven zeigen wiederum eine gute Vergleichbarkeit beider Knochenproben hinsichtlich des Temperaturabfalls auch in diesem Temperaturbereich, wie dies schon für die maximale erreichten Temperaturen bei den gleichen Untersuchungen festgestellt werden konnte.

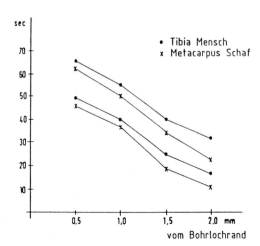

Abb. 25. Temperatureinwirkungszeit an avitalen Knochenproben bei 45 °C (*oben*) und 50 °C (*unten*)

Tablle 9. Temperatureinwirkungszeit (s) bei 45 °C

Meßstelle	Tibia	Metacarpus
0,5	63 64 64 66 66 67	60 61 62 62 64 64
1,0	54 54 55 56 56 57	49 49 50 50 50 51
1,5	39 40 40 40 41 41	34 34 35 35 35 37
2,0	32 32 33 33 33 34	23 24 24 24 25 25
Temperatureinwirkungszeit (s) bei 50 °C		
0,5	47 47 48 49 50 50	43 44 45 45 47 47
1,0	38 38 39 39 40 41	35 36 36 36 38 38
1,5	25 25 26 26 26 27	18 18 19 20 20 20
2,0	17 17 18 18 18 19	11 12 12 12 12 12

5.3.2 Befunde am vitalen Kortex und im Vergleich

Bei den Untersuchungen an vitalen Kortikalisstrukturen (durchbluteter Schafsmetacarpus) ergab die Temperaturaufzeichnung einen anderen Kurvenverlauf als bei den In-vitro-Versuchen (Abb. 26). Der Temperaturanstieg erfolgt langsamer als in den avitalen Knochenproben des Schafsmetacarpus und der menschlichen Tibia. Dieser Anstieg ist an den weiter vom Bohrloch entfernt liegenden Meßpunkten noch mehr verzögert. An allen 4 Meßpunkten liegen die erreichten Temperaturen maximal um ca. 10 °C unter den Werten, die für die avitalen Knochenproben ermittelt wurden.

Beim Zurückziehen des Bohrers ist ein zweiter, kleiner Temperaturgipfel zu beobachten, der durch die erwärmte Bohrerspitze hervorgerufen wird. Der Temperaturabfall im durchbluteten Kortex geht danach etwas schneller vor sich als an den Knochenproben.

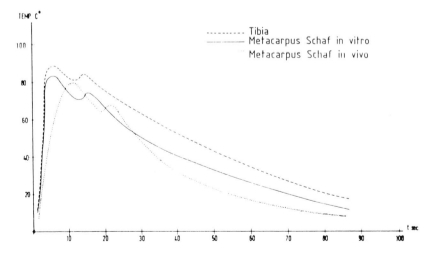

Abb. 26. Temperaturkurvenverlauf bei den Knochenproben und am vitalen Kortex. Bei letzterem steigt die Temperatur langsamer an und fällt schneller ab. Der zweite, kleinere Temperaturgipfel ist auf die Einwirkung der erwärmten Bohrerspitze beim Herausziehen zurückzuführen. (Mittelwerte aller Registrierungen an der Meßstelle 0,5 mm vom Bohrlochrand)

Bei den Temperaturmessungen am durchbluteten Kortikalisgewebe können an allen 4 Meßpunkten bei Verwendung eines stumpfen Bohrers Temperaturerhöhungen registriert werden, die in einem Bereich liegen der geeignet ist eine deutliche Gewebeschädigung hervorzurufen (Abb. 27, Tabelle 10). Die Gewebetemperatur von 50 °C, die an der Meßstelle 4 (2 mm vom Bohrlochrand) noch als Maximum registriert wurde (Abb. 27d), kann

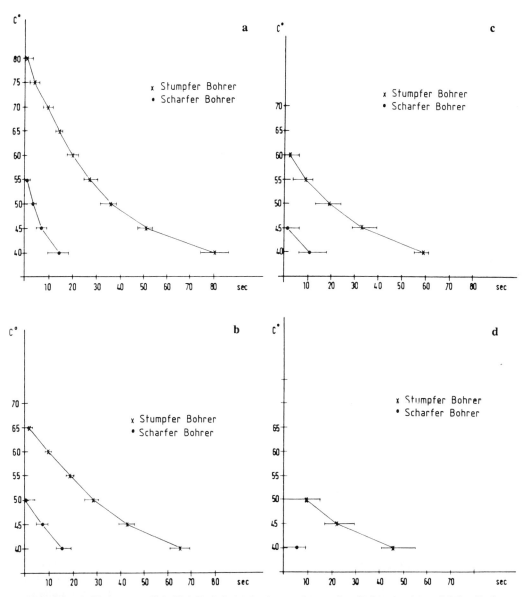

Abb. 27 a–d. Temperatur-Zeit-Verhältnis bei scharfem und stumpfem Bohrer in vivo; **a** Meßstelle 1: 0,5 mm vom Bohrlochrand, **b** Meßstelle 2: 1 mm vom Bohrlochrand; **c** Meßstelle 3: 1,5 mm vom Bohrlochrand; **d** Meßstelle 4: 2 mm vom Bohrlochrand

Tabelle 10. Temperatur-Zeit-Verhältnis (s)

[°C]	Scharfer Bohrer	Stumpfer Bohrer
	Meßstelle 0,5	
80		0 1 1 3 3 3
75		3 3 6 7 7 7
70		9 11 11 12 12 12
65		13 15 16 17 17 17
60		18 19 21 21 22 22
55	0 1 2 2 3 4	25 27 27 27 28 31
50	1 3 4 5 6 6	32 33 33 37 38 38
45	6 6 7 7 8 8	48 49 51 51 52 53
40	8 10 13 13 16 18	75 77 79 81 84 85
	Meßstelle 1,0	
65		0 2 3 3 4 4
60		9 9 10 10 11 11
55		18 18 19 20 21 21
50	0 0 2 2 4 4	26 26 28 28 30 31
45	5 7 8 8 10 10	39 40 42 42 44 45
40	13 14 16 16 17 19	61 63 66 66 67 70
	Meßstelle 1,5	
60		0 2 2 5 5 7
55		4 8 10 10 11 12
50		13 16 20 20 22 24
45	0 0 2 2 4 6	28 30 32 33 36 39
40	5 8 11 11 15 18	56 56 59 59 60 62
	Meßstelle 2,0	
55		
50		0 4 4 12 14 16
45		17 20 22 22 28 20
40	0 2 4 7 7 9	41 44 46 48 52 56

allerdings nur bei genügend langer Einwirkungszeit eine totale Gewebenekrose hervorrufen. In diesem Grenzbereich wurden Einwirkungszeiten von maximal 15 s, im Mittel ca. 10 s gefunden. Bei dem Meßpunkt 1 (0,5 mm vom Bohrlochrand) betrug der höchste registrierte Wert 89 °C. Eine Temperaturerhöhung auf 80 °C konnte im Mittel an diesem Meßpunkt bei einer Einwirkungszeit von 3 s registriert werden.

Auch bei günstiger Schneidleistung finden sich an den Meßpunkten 1 und 2 (0,5 und 1,0 mm vom Bohrlochrand) Temperaturen von über 50 °C, allerdings bei sehr kurzer Einwirkungszeit: an der Meßstelle 1 für 50 °C 5 s, an der Meßstelle 2 für 50 °C noch 1,2 s. Die weiter entfernt liegenden Meßpunkte lassen eine Temperaturerhöhung im Bereich pathologischer Werte unter Berücksichtigung der Einwirkungszeit nicht mehr erkennen.

Die bei den in vivo gefundenen Temperaturen an den 4 verschiedenen Meßpunkten bei Verwendung eines scharfen und eines stumpfen Bohrers sind in Abb. 28 und Tabelle 11 zusammenfassend dargestellt. Die absoluten Temperaturerhöhungen an den Meßpunkten 0,5 – 1,0 – 1,5 mm vom Bohrlochrand bewegen sich beim Verwenden des stumpfen Boh-

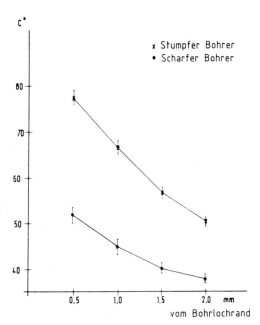

Abb. 28. Vergleichende Darstellung der absoluten Temperaturhöhe bei den Vitalversuchen am Schafsmetacarpus. Bei Verwendung eines stumpfen Bohrers liegen die Werte an den Meßstellen 1, 2 und 3 eindeutig im pathologischen Bereich. Auch am Meßpunkt 4 sind, wenn auch geringe, so doch entsprechende Temperaturerhöhungen vorhanden, wobei jedoch die Einwirkungszeit im Hinblick auf die thermische Schädigung berücksichtigt werden muß

Tabelle 11. Vitalversuche, absolute Temperaturhöhe (°C)

Meßstelle	Stumpfer Bohrer	Scharfer Bohrer
0,5	76 76 77 77 78 80	50 51 52 53 53 54
1,0	65 66 67 67 68 68	44 44 45 45 46 47
1,5	55 56 56 56 57 58	39 40 40 40 41 42
2,0	50 50 51 52 52 52	36 37 38 38 38 39

rers eindeutig im pathologischen Bereich (die Dauer der Temperatureinwirkung ist hier noch nicht berücksichtigt). Bei Verwendung eines scharfen Bohrers finden sich lediglich an der Meßstelle 0,5 mm vom Bohrlochrand Temperaturerhöhungen, die schädigend wirken können. Bei der Auswertung der Temperaturerhöhung, bezogen auf den Ausgangswert (ΔT), ergaben sich bei den vergleichenden Messungen am vitalen, durchbluteten Kortex und den avitalen Strukturen an allen 4 Meßpunkten Temperaturen, die um ca. 10 °C niedriger lagen, als die Werte bei den Messungen in vitro. Diese vergleichende Messung ergab sich aus der Auswertung der Temperaturkurven bei den Bohrungen am vitalen und avitalen Metacarpus des Schafes. Zu berücksichtigen ist dabei, daß bei den Vitalversuchen eine erhöhte Ausgangstemperatur vorlag. Es spielt hierbei offenbar die Durchblutung für die Wärmeabgabe eine gewisse Rolle, da diese im Gewebe schneller vor sich geht (vgl. Abb. 26), so daß trotz erhöhter Ausgangstemperatur der vitale Kortex eine geringere Temperaturerhöhung erfährt.

5.4 Vitalfärbungen

5.4.1 Disulfinblau

Sofort nach der Bohrung (15 min) mit stumpfem Bohrer zeigt sich um das Bohrloch im Bereich der Kortikalis des Schafsmetacarpus eine weiße, nicht durchblutete Zone. Diese Zone der Minderdurchblutung umfaßt den gesamten Kortex vom Periost bis zum Markraum; der Übergang der weißlichen Region zu den durchbluteten, blau gefärbten Bezirken ist eher fließend und nicht scharf begrenzt (Abb. 29a).

Nach 6 Wochen findet sich immer noch ein ähnlicher Befund, allerdings scheint die weißliche, nicht durchblutete Region schmäler geworden zu sein und grenzt sich gegen

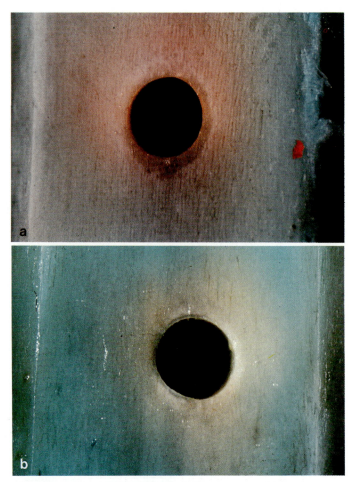

Abb. 29 a, b. Disulfinblaufärbung, Schnitt aus dem mittleren Kortex des Schaftsmetacarpus, stumpfer Bohrer (linke Seite). **a** früher Befund (15 min) ausgedehnte, diffuse Durchblutungsstörung um das Bohrloch. **b** Befund nach 6 Wochen, immer noch deutliche Minderdurchblutung um das Bohrloch, mehr rund und abgegrenzter gestaltet, erkennbare Gefäßstrukturen (Vergr. $\approx$ 10:1)

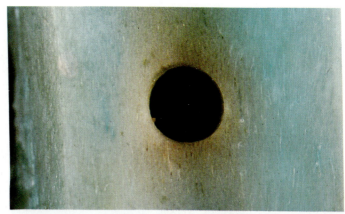

Abb. 30. Disulfinblaufärbung, Schnitt aus dem mittleren Kortex des Schafsmetacarpus, stumpfer Bohrer (linke Seite) Befund nach 12 Wochen, deutliche Minderdurchblutung um das Bohrloch mit schärferer Abgrenzung zu den mittleren Kortexanteilen, nach proximal und distal mehr auslaufende Grenzzonen (Vergr. $\approx 10:1$)

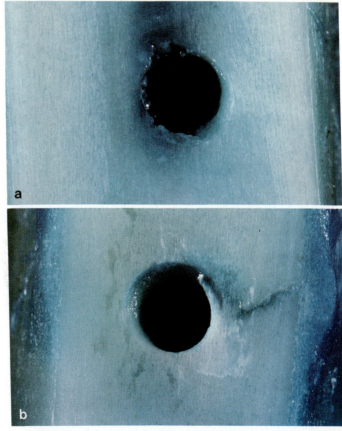

Abb. 31 a, b. Disulfinblaufärbung, Schnitt aus dem mittleren Kortex, Schafsmetacarpus, scharfer Bohrer (rechte Seite). **a** Befund nach 15 min, **b** Befund nach 6 Wochen. Unterschiede in der Blauintensität um das Bohrloch, oder gar entfärbte Bezirke sind nicht vorhanden. (Vergr. $\approx 10:1$)

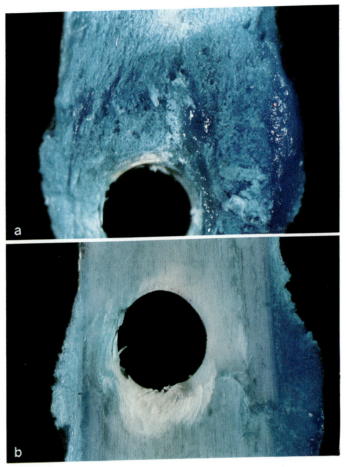

Abb. 32 a, b. Disulfinblaufärbung aus der Zwölfwochenserie, erster (**a**) und zweiter (**b**) Schnitt, Schafsmetacarpus, scharfer Bohrer (rechte Seite). Deutliche Knochenneubildung, die sich seitlich subperiostal fortsetzt. Auch hier keine thermische Schädigung erkennbar, Anfärbung bis zum Bohrlochrand. Die gebrochenen Strukturen (**b**) sind durch die Bohrung oder die Entfernung der Schrauben bedingt (Vergr. ≈ 10:1)

die blau gefärbten Kortikalisanteile etwas besser ab. Der weniger gut durchblutete Bezirk nimmt mehr rundliche Gestalt an. Teilweise ist die Gefäßarchitektonik des Havers-Systems im entfärbten Bezirk als dunklere Darstellung erkennbar (Abb. 29b).

Auch nach der 12. Woche besteht noch eine deutliche, nicht vaskularisierte Zone in allen Schichten um das Bohrloch (Abb. 30). Diese erscheint wiederum etwas kleiner; nach proximal und distal erscheint der entfärbte Bezirk leicht ausgezogen; zu den seitlichen kortikalen Randanteilen eher etwas schmäler. In den Querschnitten erscheint er dadurch angedeutet ovalär.

Bei Verwendung eines scharfen Bohrers ist sowohl im Frühversuch, als auch nach 6 und 12 Wochen, eine unterschiedliche Anfärbbarkeit der Kortikalisproben nicht zu erkennen

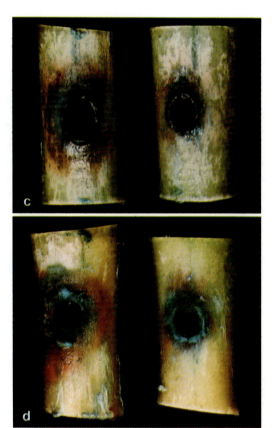

Abb. 32 c, d. Bereits makroskopisch sind nach Entnahme der gebohrten Metacarpusabschnitte und Entfernung der Schrauben die Unterschiede zwischen scharfer Bohrung (*links*) und stumpfer Bohrung (*rechts*) erkennbar: Stärkere periostale Reaktion bei der scharfen Bohrung in allen Proben, hier an 2 Präparaten (**c, d**) dargestellt, nachdem Weichteile und Periost komplett entfernt wurden. (Vergr. ≈ 2 : 1)

(Abb. 31a, b). Der gesamte Kortex ist in allen Schichten bis zum Bohrlochrand gleichmäßig blau gefärbt; eine auffallende Farbänderung, bedingt durch eine Veränderung im Durchblutungsverhalten, ist nicht erkennbar. Unterschiede bei den zeitlichen Abständen sofort nach der Bohrung, nach 6 und 12 Wochen finden sich auch in den mittleren Kortexanteilen nicht.

Nach der 12. Woche ist eine deutliche Knochenneubildung im periostalen und subperiostalen Bereich festzustellen, wobei sich gut durchblutete, kallusartige, wolkige Knochenneubildungen ergeben (Abb. 32a, b). Der neu gebildete Knochen umschließt wie ein Wall das Bohrloch und das darin eingebrachte Implantat. Dieser Wall war bereits nach der 6. Woche zu erkennen, ist jedoch nach der 12. Woche stärker ausgeprägt und farblich besser erkennbar. Diese wallartigen Formationen sind bereits makroskopisch zu erkennen und sie sind in allen Versuchsbohrungen auf der rechten Seite (scharfe Bohrung) deutlich stärker ausgebildet (Abb. 32c, d). Diese kallusartigen Formationen, die bis an die Schraubenschulter heranreichen, müssen die Haltefestigkeit der implantierten Schrauben beeinflussen. Daher wurden die Lösemomente der Schrauben nicht ausgewertet. Die durch die thermische Beeinträchtigung in den Gewindegängen des Kortex hervorgerufene Veränderung der Haltefestigkeit muß durch die neu gebildeten Knochenformationen eine Veränderung erfahren, die mit thermischen Einwirkungen nichts zu tun hat.

56

5.4.2 Polychrome Sequenzmarkierung

5.4.2.1 Übersichten

Bei der Auswertung der histologischen Präparate finden sich erhebliche Unterschiede zwischen den Bohrungen mit scharfem und mit stumpfem Bohrer. Bei der ersteren ist nach 6 Wochen in den mittleren Kortexschichten nur ein schmaler Saum des Knochenumbaus zu erkennen. Auffallend ist wiederum die mächtige kallusartige Formation im periostalen Bereich (Abb. 33a, b). Die Begrenzung der schmalen, zentral gelegenen Umbauzonen zu den nicht beeinträchtigten Kortikalisregionen ist unregelmäßig gestaltet, der Übergang nicht scharf (Abb. 33c, d). In den markraumnahen Bezirken kommt die vermehrte Vaskularisation der medullären Region zur Darstellung ohne sicheren Hinweis für eine thermische Schädigung (Abb. 33e, f). Durch die erhebliche Knochenneuanlagerung im periostalen Bereich

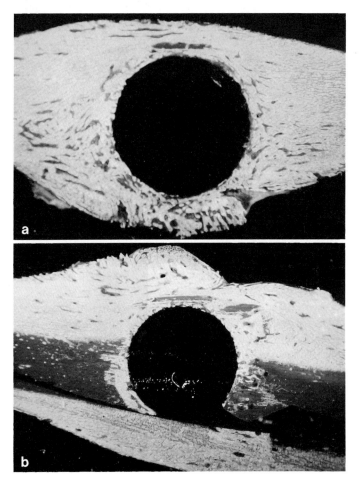

Abb. 33 a, b. Polychrome Sequenzmarkierung, Querschnitte, periostnahe Bezirke mit deutlicher, kallusartiger Knochenneubildung (Schaf Nr. 853), rechter Metacarpus (Vergr. ≈ 10:1)

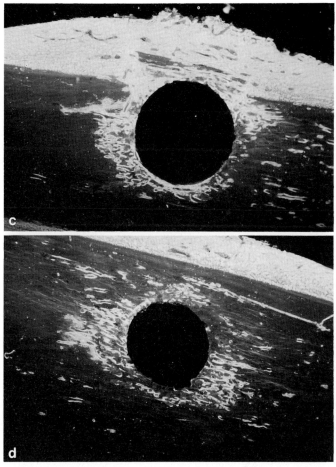

Abb. 33 c, d. Schnitt aus dem folgenden, mittleren Kortexbezirk; ungleichförmiger, schmaler Umbausaum, z. T. unveränderte Strukturen bis zum Bohrlochrand

waren bei der thermisch nicht schädigenden Bohrung stets 1–2 histologische Präparate mehr zu gewinnen, als dies beim stumpfen Bohrer der Fall war.

Bei der thermisch schädigenden Bohrung ist die periostale Knochenneubildung deutlich geringer ausgeprägt (Abb. 34a, b). Der Übergang der Umbauzone des geschädigten Bezirkes zu den unveränderten, eindeutig vitalen Kortexstrukturen ist scharf begrenzt und in allen schichten bis zum Markraum feststellbar (Abb. 34b–g). In den mittleren Abschnitten der Kortikalis ist die Umbauzone ringförmig gestaltet. Vom klar gezeichneten Übergang der Umbauzone zu den seitlich gelegenen, vitalen Bezirken setzt sich zu den zentralen Anteilen zum Bohrloch hin eine wiederum nicht angefärbte Zone deutlich ab (Abb. 34c, d). Diese zentrale Zone zeigt bei diesen Übersichten gegenüber den seitlichen, außerhalb der Übergangszone gelegenen Bezirken, keinen Unterschied in ihrer Anfärbbarkeit. Der Befund ist bei allen Versuchen nach der 6. Woche konstant (Abb. 35a, b). Die zentralen Anteile sind also in der 6. Woche vom Umbau noch nicht erfaßt.

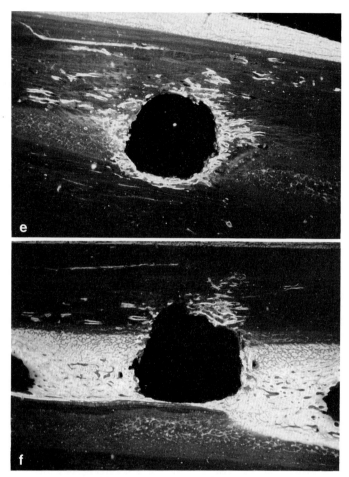

Abb. 33 e, f. Markraumnahe Schnitte der gleichen Probe; es sind nur geringe, teilweise keine Umbauvorgänge vorhanden

Das Ausmaß der Umbauzone ist in den zentralen Abschnitten des Kortex am größten, sowohl periost- als auch markraumnah ist die Ausdehnung der gesamten Umbauzone kleiner. Dies ist in allen Schnitten nach der 6. Woche eindeutig zu erkennen; der Umbaubezirk nimmt also im Bereich des thermisch geschädigten Kortex eine ovalär bis kugelförmige Gestalt an.

Auch bei den Vorversuchen, die mit anderer polychromer Sequenztechnik durchgeführt wurden (vgl. Abb. 17), ergeben sich nach 6 Wochen gleichartige Bilder (Abb. 36a, b).

Nach der 12. Woche zeigen die Bohrungen mit dem scharfen Bohrer im Zentrum des Kortex wiederum nur einen sehr schmalen Saum einer Umbauzone. Auch nach dieser Zeit ist die Abgrenzung zu den vitalen Kortexstrukturen unregelmäßig gestaltet, der Übergang fließend. Die Ausdehnung dieser Umbauzone ist gegenüber den Versuchen nach der 6. Woche ein wenig größer geworden (Abb. 37c–g). Die Ossifikation der periostalen,

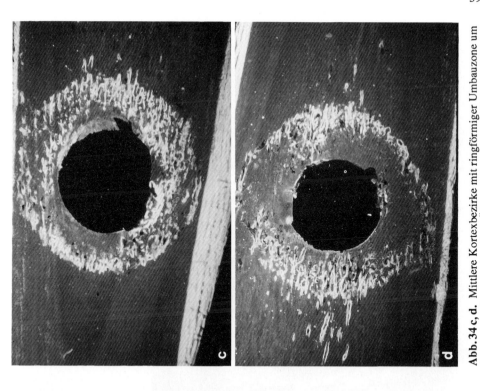

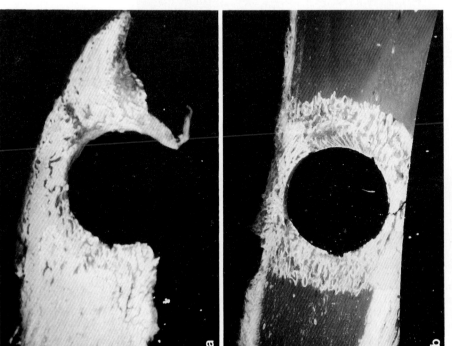

Abb. 34a, b. Periostnahe Bezirke mit eindeutig geringerer Knochenneubildung bei thermisch schädigender Bohrung (Schaf Nr. 853, linker Metacarpus) (Vergr. ≈ 10:1)

Abb. 34c, d. Mittlere Kortexbezirke mit ringförmiger Umbauzone um das Bohrloch und scharfem Übergang zu den seitlichen, nicht beeinträchtigten Kortikalisanteilen

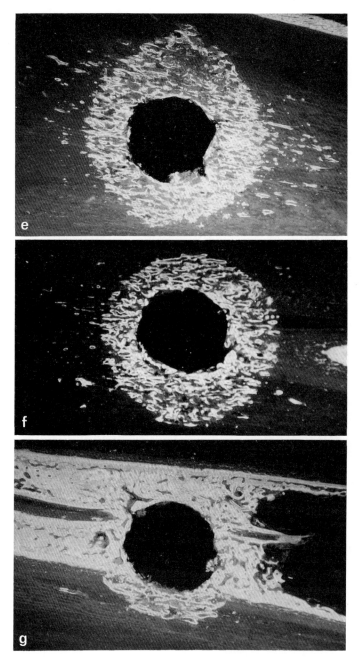

Abb. 34 e–g. Schnitt im Kortex, markraumnäher, mit verschmälerter Schädigungszone, die in der tieferen Schicht (f) kleiner ist als bei (e), (g) letzter Schnitt vor dem Markraum; nur noch kleiner, aber immer noch scharf begrenzter Schädigungssaum im Kortex

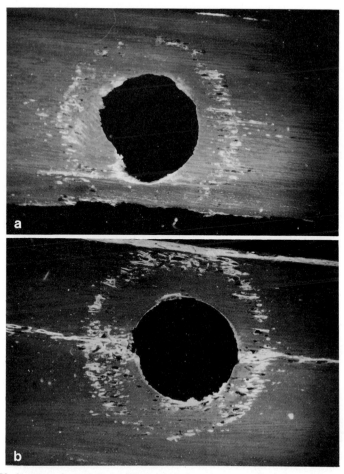

Abb. 35 a, b. Ringförmige Umbauzone im mittleren Kortex bei thermisch schädigender Bohrung (a Schaf 830, links, Schnitt 3; b Schaf 847, links, Schnitt 4)

neugebildeten Knochenanteile ist weiter fortgeschritten (Abb. 37a, b). Es zeigen sich im Knochenwall beginnende homogene Strukturen. Der Übergang zu den vorhandenen, alten Kortexstrukturen ist teilweise fließend (Abb. 37b). Der periostale Knochenwall wird in die vorhandenen Kortexstrukturen integriert. Die starke Vaskularisation, dargestellt in der verstärkten Fluoreszenzfärbung nach der 6. Woche, ist etwas geringer geworden und macht homogenen, normal aufgebauten Kortexstrukturen besonders im periostalen Knochenwall Platz.

Bei Bohrungen mit dem stumpfen Bohrer ist nach der 12. Woche die gesamte Region um das Bohrloch herum von den Umbauvorgängen erfaßt (Abb. 38). Die zentrale, im mittleren Kortex gelegene Zone, die nach der 6. Woche noch nicht angefärbt war, zeigt überall kräftige Umbauvorhänge, wie dies nach der 6. Woche nur in dem Saum zur vitalen Kortexstruktur zu erkennen war. Von dieser Grenze zu den vitalen Strukturen bis zum

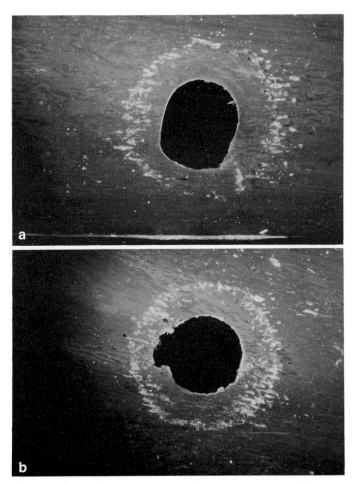

Abb. 36 a, b. Umbauzone aus dem mittleren Kortex in ähnlicher Ausdehnung wie bei Abb. 35, jedoch mit anderer polychromer Sequenztechnik [vgl. Abb. 17, Schaf 755, links, Schnitt 3 (a), Schnitt 5 (b)]

Bohrlochrand sind die verabreichten Farbstoffe auf diesen Übersichten gleichmäßig aufgenommen. Die Form der Umbauregion ist unverändert kugelig, mit schmäleren Regionen im periostnahen und markraumnahen Bereich und breiteren Regionen in den zentralen Kortikalisanteilen. Die scharfe Abgrenzung zu den umgebenden, eindeutig vitalen, thermisch nicht beeinträchtigten Kortikalisstrukturen ist immer noch vorhanden und im Vergleich zu den Befunden nach der 6. Woche nur geringfügig aufgelockert (Abb. 38c–e). Selbst in der markraumnahen Region zeigt sich der Schädigungssaum verhältnismäßig scharf abgesetzt (Abb. 38f).

Diese sehr scharfe Abgrenzung war in allen Proben nach der 12. Woche eindeutig erkennbar (Abb. 39).

Auch bei den längerdauernden Versuchen (24, 42 Wochen) ist in der Kortexmitte eine eindeutig scharfe Abgrenzung zwischen der Zone, die vom Remodelling erfaßt ist, und

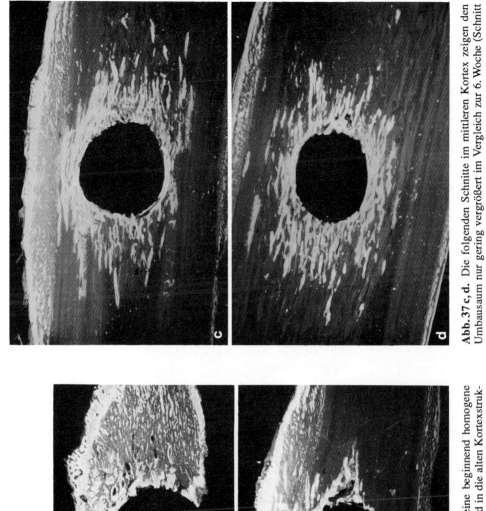

Abb. 37 c, d. Die folgenden Schnitte im mittleren Kortex zeigen den Umbausaum nur gering vergrößert im Vergleich zur 6. Woche (Schnitt 3 und 4)

Abb. 37 a, b. Nach 12 Wochen zeigt sich eine beginnend homogene Struktur im periostalen Knochenwall; er wird in die alten Kortexstrukturen integriert (Schaf 891, rechts, periostnah)

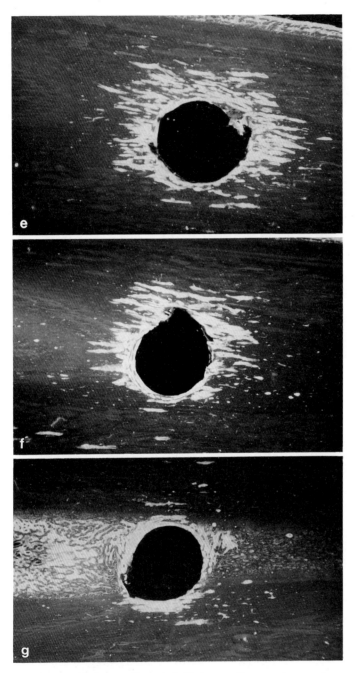

Abb. 37 e–g. Markraumnäher sind Umbauvorgänge noch zu erkennen, weitere Verschmälerung (Schnitt 5 und 6), **g** letzter Schnitt vor dem Markraum; *rechts* stellt sich der Markraum dar; kleiner, lokal begrenzter Umbausaum

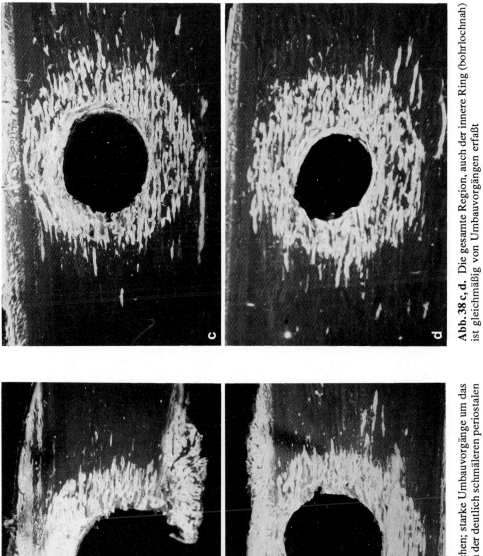

Abb. 38 c, d. Die gesamte Region, auch der innere Ring (bohrlochnah) ist gleichmäßig von Umbauvorgängen erfaßt

Abb. 38 a, b. Befund nach 12 Wochen; starke Umbauvorgänge um das Bohrloch und langsame Integration der deutlich schmäleren periostalen und subperiostalen Auflagerungen (Schaf 891, links, periostnah)

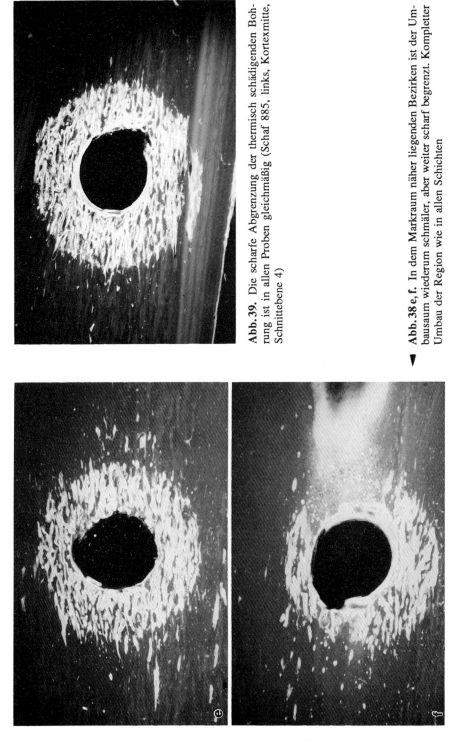

Abb. 39. Die scharfe Abgrenzung der thermisch schädigenden Bohrung ist in allen Proben gleichmäßig (Schaf 885, links, Kortexmitte, Schnittebene 4)

Abb. 38 e, f. In dem Markraum näher liegenden Bezirken ist der Umbausaum wiederum schmäler, aber weiter scharf begrenzt. Kompletter Umbau der Region wie in allen Schichten

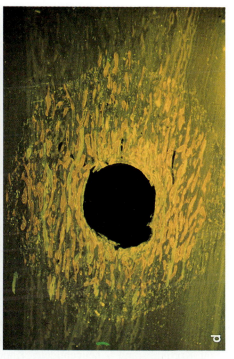

Abb. 40. Periostnaher (c) und markwärts gelegener Bezirk (d) nach 42 Wochen. Einzelne, homogenere Formationen sind im Bereich der Umbauvorgänge erkennbar

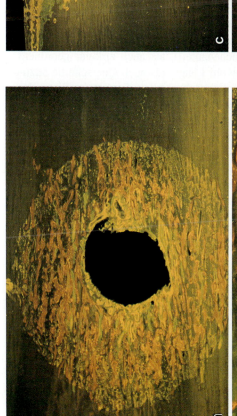

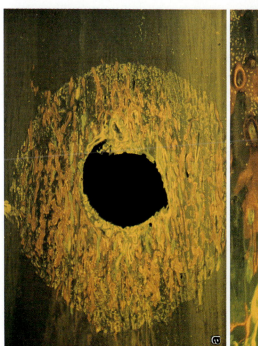

Abb. 40. a Nach 42 Wochen deutliche, scharfe Abgrenzung der Umbauzone im mittleren Kortex (Schaf 38; s. Abb. 17). **b** Die Dreifachmarkierung ab der 12. Woche ist gut zu erkennen; noch immer starke Umbauvorgänge (Vergr. 50:1)

den nicht beeinträchtigten Strukturen zu erkennen. Besonders in den zentralen Abschnitten (Abb. 40a) erscheint die Zone, die vom Remodelling erfaßt ist, zu den thermisch nicht beeinträchtigten Bezirken scharf gezogen. Aber auch in den periostnahen Bezirken und in den markraumwärts gelegenen Regionen ist die Abgrenzung eindeutig erkennbar, bei jeweils verschmälertem Ausmaß der Umbauzone (Abb. 40a, c). Im periostalen Bereich haben die subperiostalen Knochenmarkformationen vaskulären Anschluß an die thermisch geschädigte Umbauzone gefunden, wie dies beginnend auch in der 12. Woche zu erkennen war. Kleinere Bezirke zeigen in der Umbauzone sowohl periost- als auch markraumnah beginnend homogenere Strukturen.

5.4.2.2 Einzelbefunde, Vergrößerungen

Nach 6 Wochen zeigt der um das Bohrloch entstandene, neugebildete Knochenwall bei Verwendung des scharfen Bohrers eine außerordentlich starke Fluoreszenz. Die neugebildeten Knochenanteile, in kallusartiger Formation, befinden sich überall im Umbau. Im gesamten periostalen Bereich ist eine sehr starke Vaskularisation mit Gefäßeinsprossungen und Umbauten in Form von Osteonen erkennbar. An einzelnen Stellen finden sich Verbindungen mit den bereits vorhandenen alten Kortikalisstrukturen (Abb. 41). Es sind Gefäßeinsprossungen zu erkennen, die vom neugebildeten periostalen Gefäßsystem ausgehen und Verbindungen zum Havers-Gefäßsystem entwickeln.

Die noch ungeordneten, fluoreszierenden Strukturen der periostalen Auflagerung, die dem Bohrgut (Bohrmehl) entsprechen, zeigen sowohl Ausrichtungen von zentral nach peripher (alter Kortikalisrand – neugebildeter Knochenanteil), als auch zirkulär geordnete Formationen. In gleicher Schnittrichtung sind sowohl Längs- als auch Querschnitte anzutreffen. Es bildet sich also in diesen neuen Formationen bereits ein System im Sinne der Havers- und Volkmann-Kanäle aus. Die bei erster Betrachtung noch ungeordnet erscheinenden, fluoreszierenden Strukturen der periostalen Auflagerung zeigen mit ihrer Gefäßarchitektonik bereits in dieser Phase den typischen Aufbau, wie er auch alten Kortexstrukturen eigen ist.

In den mittleren Kortexschichten findet sich um das Bohrloch keine oder nur eine sehr schmale Umbauzone. Die Kortikalis reicht in ihrer im wesentlichen unveränderten, vitalen Struktur bis an das Bohrloch heran, was besonders gut an den seitlichen Kortexstrukturen zu erkennen ist (Abb. 42a). Nur die proximal und distal gelegenen Kortikalisabschnitte bezogen auf das Zentrum der Achse des Röhrenknochens zeigen im Vergleich zu den seitlichen Strukturen einen sehr kleinen, schmalen Bezirk mit vermehrter Fluoreszenz aus einzelnen Gefäßbäumen (Abb. 42b, c).

Bei den Bohrungen mit stumpfem Bohrer findet sich um das Bohrloch herum in den mittleren Kortikalisanteilen ein ringförmiger Saum mit Umbauvorgängen und vermehrter Vaskularisation, wie man ihn auch bei den Übersichten sehen konnte. In dieser Umbauzone lasen sich teilweise längliche oder oval gestaltete Defekte erkennen, die dem Verlauf des Havers-Systems zuzuordnen sind (Abb. 43a). Teilweise finden sich auch rundliche, ungeordnete Strukturen mit geringer Fluoreszenz. Diese sind sowohl am Übergang zu den lateral gelegenen (vitalen) Kortikalisstrukturen zu finden als auch in Richtung des Bohrloches vorhanden (Abb. 43b). Sie sind hier vorwiegend von kleinerer Ausbildung und zeigen dabei dichtere Strukturen. In dem dargestellten Ring zwischen Bohrlochrand und den eindeutig vitalen Kortikalisstrukturen finden sich beginnende Vaskularisationsvorgänge mit

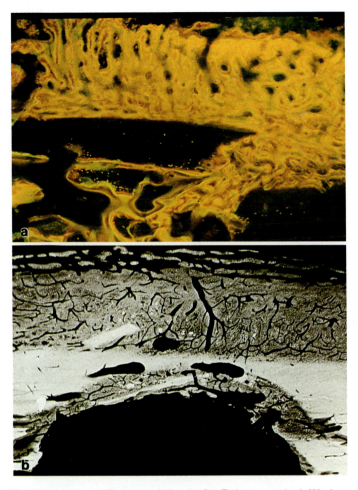

Abb. 41 a, b. Neugebildete Knochenenteile am Bohrloch bei scharfer Bohrung nach 6 Wochen (**a** polychrome Sequenzmarkierung, Vergr. 50:1; **b** Mikroradiographie, Vergr. 40:1). Die Integration durch Gefäßeinsprossung und typische Gefäßarchitektonik ist gut erkennbar (vgl. Text, Schaf 873, rechts 2)

Einlagerung der verabfolgten Farbstoffe. In den Regionen außerhalb dieser Umbauzonen, aber auch im Bereich der zum Bohrloch gelegenen kortikalen Abschnitte, finden zu dieser Zeit keine stärkeren Umbauvorgänge statt. In der vergrößerten Darstellung (Abb. 43b) ist zu erkennen, daß die Knochenneueinlagerung dem alten Havers-Gefäßsystem folgt und in Richtung des thermisch komplett geschädigten Bezirkes eindringt. Die gesamte Umbauzone nimmt nur einen relativ schmalen Saum ein; in ihrem Verhältnis zur Achse des Röhrenknochens ist diese Umbauzone in den zentralen Strukturen etwas breiter und auch früher von den fluoreszierenden Farbstoffen erfaßt. In den seitlichen, nicht in der Achse gelegenen Kortikalisstrukturen sind die Umbauvorgänge nur mäßig ausgeprägt, einzelne

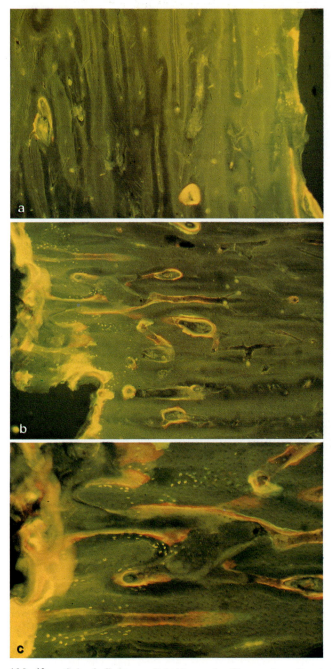

Abb. 42. a Scharfe Bohrung, Schnitt aus der Kortexmitte, die vitalen Strukturen reichen bis zum Bohrloch heran (linke Seite), keine Umbauzonen (Schaf 873, rechts 5, Vergr. 50:1). **b, c** Die zentralen, nach proximal und distal gelegenen Kortexanteile zeigen einen schmalen Fluoreszenzsaum (s. Text); Schaf 873, rechts 5, Vergr. **b** 50:1, **c** 100:1

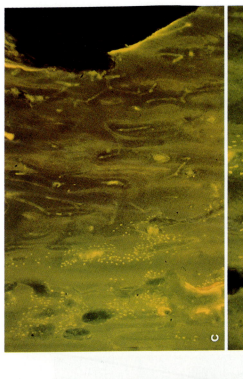
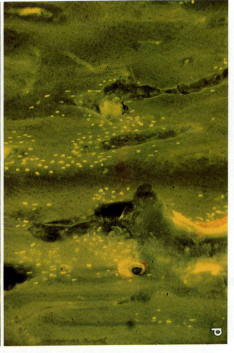

Abb. 43 c, d. Umbauzone in der thermisch geschädigten Region, seitlicher Kortexbereich. Hier kommt die Porose wiederum deutlich zur Darstellung, das Remodelling ist erst im Beginn und hat nur an einigen Stellen zur Farbeinlagerung geführt. (Vergr. **c**, 50 : 1 und **d**, 100 : 1)

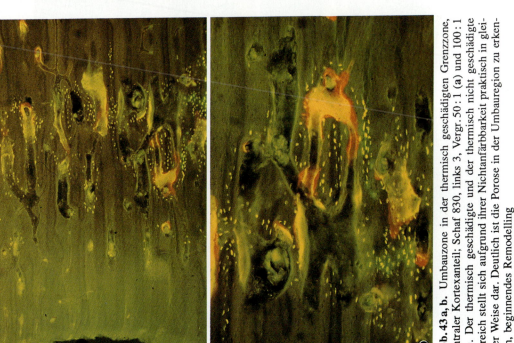

Abb. 43 a, b. Umbauzone in der thermisch geschädigten Grenzzone, zentraler Kortexanteil; Schaf 830, links 3, Vergr. 50 : 1 (a) und 100 : 1 (**b**). Der thermisch geschädigte und der thermisch nicht geschädigte Bereich stellt sich aufgrund ihrer Nichtanfärbbarkeit praktisch in gleicher Weise dar. Deutlich ist die Porose in der Umbauregion zu erkennen, beginnendes Remodelling

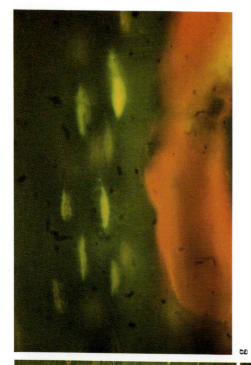

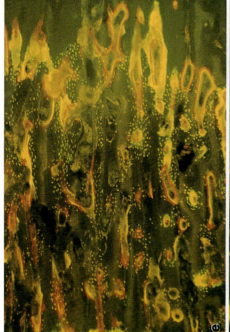

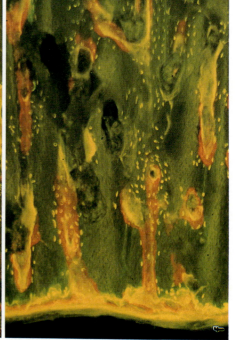

Abb. 43 e–g. Gleiches Präparat wie bei Abb. a–d (Schaf 830, links), tiefere Schichten Nähe Markraum. Größere Teile des Ringes sind bereits durch Umbauvorgänge erfaßt mit beginnender Ausdehnung zum Bohrlochrand hin (Vergr. **e** 50:1; **f** 100:1). Dazwischen finden sich überall ältere Bezirke, die noch nicht vom Remodelling erfaßt sind. **g** Fluoreszierende Osteozyten (Präparat 830, links 3, Vergr. 750:1). Fluoreszierende Osteozyten finden sich nur im Bereich solcher Regionen, die gerade die verabreichten Farbstoffe einlagern. Bemerkenswerterweise werden nie die verabreichten Farbstoffe eingelagert; in der Nähe der roten Farbstoffmarkierung erscheinen die Osteozyten in gelblich-grün. Die Färbung der Osteozyten ist unabhängig von der verabfolgten Farbsubstanz (vgl. Text und Abschn. 6)

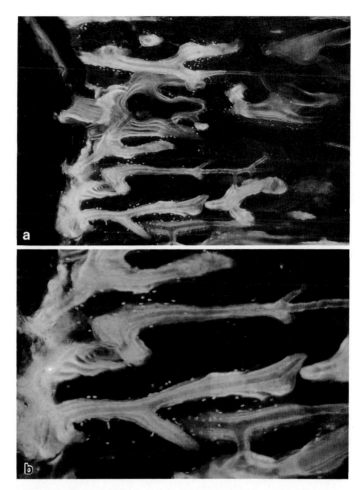

Abb. 44 a, b. Auch nach 12 Wochen finden sich bei der scharfen Bohrung nur schmale Zonen des Knochenumbaus in der Nähe des Bohrloches. Deutlich ist die Doppelmarkierung zu erkennen, die braunen und roten Anteile sind die spät verabreichten Markierungssubstanzen (vgl. Abb. 17), die orange und grüne Färbung stammt aus der 4. bis 7. Woche, **a** Vergr. 50:1, **b** Vergr. 100:1

Bezirke zeigen Neueinlagerung der verabreichten Farbstoffe, in weiteren Bezirken sind osteoporotische Veränderungen erkennbar (Abb. 43c, d).

Nach 12 Wochen ist der gesamte, thermisch geschädigte Ring von den seitlich gelegenen vitalen Kortexstrukturen bis zu den bohrlochnahen Regionen von den Umbauvorgängen erfaßt. Die Neueinlagerung der verabreichten Farbsubstanzen ist in der gesamten Region zu erkennen, überall finden sich deutliche Vaskularisationsvorgänge mit neu eingesproßten Gefäßen. Diese sind vorwiegend entlang der alten Gefäßanteile zu erkennen; dazwischen finden sich deutliche Bereiche mit aufgelockerter Struktur im Sinne der beschriebenen Osteoporose (Abb. 44a, b). In allen Bereichen, in denen Umbauvorgänge stattfinden, können Osteozytenfluoreszenzen beobachtet werden. Stets stellt sich die Fluoreszenz als gelblich-

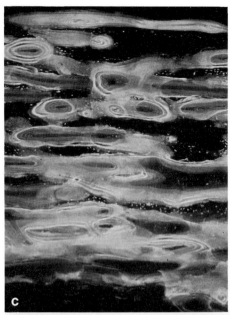

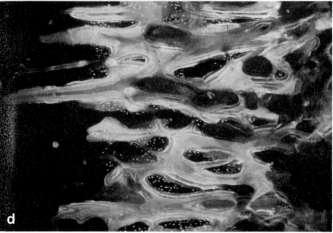

Abb. 44 c, d. Bei thermisch schädigender Bohrung ist die gesamte Region um das Bohrloch von Umbauvorgängen erfaßt in einer Ausdehnung, wie sie bereits bei den Übersichten beschrieben wurde. Überall sind die Farbstoffe der Doppelmarkierung in den ringförmigen Bezirken vorhanden (Präparat von 891, links 2, **c** seitliche Kortexanteile, **d** zentrale Kortexanteile, Vergr. 50:1)

grüne Farbeinlagerung dar, gleichgültig welche fluoreszierenden Substanzen verabreicht wurden (Abb. 44c). Da in keinen Präparaten Farbeinlagerungen aus der polychromen Sequenzmarkierung beobachtet werden konnten, sich die Fluoreszenz stets einförmig darstellt, kann bei den Osteozyten keine echte Fluoreszenz vorliegen. Die stets gleichförmige „Anfärbbarkeit" dieser Osteozyten muß als unspezifische Reaktion im Bereich der eingelagerten Farbsubstanzen aufgefaßt werden (vgl. Abschn. 6).

5.4.3 Mikroradiographie

Bei den Bohrungen mit scharfem Bohrer ist zu erkennen, daß in mikroradiographischer Technik die unveränderteKortexstruktur bis an das Bohrloch heranreicht (Abb. 45a, b). Dieser Befund ist sowohl nach der 6. als auch nach der 12. Woche praktisch unverändert. Die durch die schwarze Färbung erkennbaren Gefäßkanäle des Havers- und Volkmann-Systems, die sich auf diesen Schliffen als schmale Lücken darstellen, sind gleichmäßig über den dargestellten Bereich verteilt. Die Gefäßarchitektonik entspricht überall dem normalem Aufbau, der sowohl in den bohrlochnahen Bezirken, als auch in den Kortexstrukturen fernab des Bohrlochrandes in gleicher Weise zur Darstellung kommt.

Bei Verwendung eines stumpfen Bohrers ist nach 6 Wochen wiederum eine ringförmige, um das Bohrloch angeordnete Veränderung der normalen Kortikalisstruktur erkennbar, wie dies auch bei der polychromen Sequenzmarkierung beobachtet werden konnte. Die Mikroradiogramme zeigen noch deutlicher die Lückenbildungen (Osteoporose) in diesem Bereich (Abb. 46a), mit Hohlräumen, die (noch) keine Umbauvorgänge bzw. Knochenneueinlage-

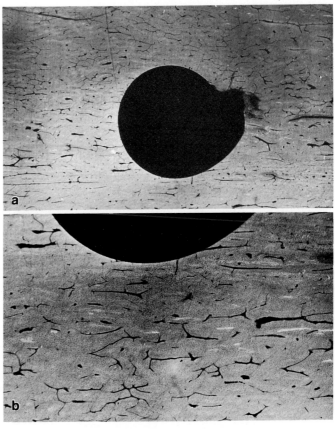

Abb. 45 a, b. Mikroradiographie aus dem mittleren Kortex bei scharfer Bohrung (6 Wochen). Keine oder nur geringe Veränderung der Kortexstruktur (**a** Vergr. 10:1; **b** Vergr. 20:1)

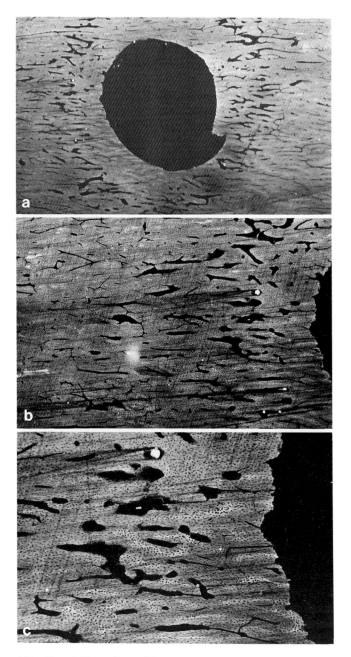

Abb. 46. a Mikroradiographie aus dem mittleren Kortex bei stumpfer Bohrung, 6. Woche, deutliche ringförmige Porose (Vergr. 10:1), b, c Vergr. aus a: Die porotischen Bezirke erscheinen länglich im Bereich der Achsenrichtung im zentralen Röhrenknochenbereich (Vergr. b 20:1, c 40:1)

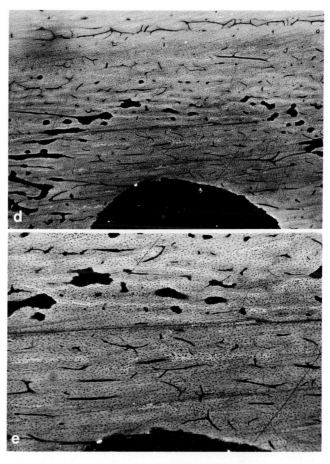

Abb. 46. d,e Im seitlichen Kortex erscheinen die porotischen Lücken nicht länglich, sondern mit etwas vermehrter Breitenausdehnung, sie sind also mehr rundlich geformt. (Vergr. d 20:1, e 40:1)

rungen erkennen lassen. Die vorgegebene Struktur der Kortikalis als Röhrenknochen hat offenbar Einfluß auf die Ausbildung dieser Hohlräume. In Achsenrichtung und in den zentralen Bereich läßt sich eine längliche Ausrichtung erkennen (Abb. 46b, c). Seitlich, in Richtung der periostalen Anteile, zeigen diese Hohlräume eine eher unregelmäßige Größenausdehnung, wodurch diese (osteoporotischen) Lücken mehr rundlich (Abb. 46d, e) erscheinen. An einigen Stellen sind Verbindungen an das vorbestehende Gefäßsystem zu erkennen. Dies ist sowohl in Richtung des Bohrloches, zum eindeutig thermisch geschädigten Bereich, als auch zu den peripher davon gelegenen vitalen Strukturen der Fall (Abb. 46d). Bemerkenswert ist, daß sich die zentral im Ring liegenden Knochenstrukturen, die thermisch komplett geschädigt sind, von den peripher des Ringes befindlichen, also thermisch nicht beeinflußten Regionen in den mikroradiographischen Darstellungen nicht unterscheiden. Beide Kortexanteile zeigen die gleiche Färbung bezüglich ihrer Grauintensität; nur an wenigen Hohlräumen kann man randständig geringe Neueinlagerungen von Knochen-

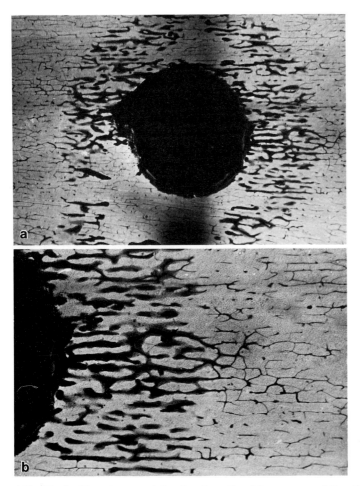

Abb. 47 a, b. Kompletter und in einzelnen Bereichen erst partieller Umbau der vorbestehenden Gefäßsysteme durch Anlagerung neuer Knochenformationen. Entlang der ursprünglichen Gefäßstrukturen wird neues Knochengewebe aufgebaut. Die Mineralisierung als sekundäres Phänomen engt die porotischen Bezirke wieder ein (Vergr. **a** 10:1, **b** 20:1)

grundsubstanz beobachten. Dies entspricht den Befunden aus der polychromen Sequenzmarkierung, in denen die Darstellung des thermisch geschädigten, nekrotischen Bereiches vor dem einsetzenden Remodelling keine Unterschiede zu den vitalen Kortexstrukturen erkennen läßt. Die neugebildeten Knochenformationen sind damit gut von den alten, vorbestehenden Kortexanteilen zu differenzieren, die eine gleichmäßigere, helle Färbung als charakteristisches Merkmal zeigen.

Nach der 12. Woche ist bei den Präparaten mit der thermisch schädigenden Bohrung der gesamte „innere Ring" von den Umbauvorgängen erfaßt (Abb. 47). Die noch in der 6. Woche unverändert erscheinenden Strukturen in diesem Bereich zeigen nun entlang der vorgegebenen Gefäßformationen des alten Havers- und Volkmann-Systems Ausweitungen und Aushöhlungen, wie sie aus den Befunden nach der 6. Woche nur in der beschriebenen

Ringanordnung erkennbar waren. Breite Lysezonen nehmen den gesamten Bereich ein. Entlang dieser Lysesäume zeigt sich, besonders im mittleren Anteil der Ringzone, eine deutliche Knochenneubildung. Wandständig lagern neue, dunkelgrau gefärbte, also noch nicht vollständig mineralisierte Knochenstrukturen an. Einzelne Bezirke sind noch nicht von diesem Prozeß erfaßt; die alten Kortexstrukturen erscheinen regellos und noch ohne Gefäßanschluß, hellgrau in ihrer ursprünglichen Farbintensität (Abb. 47b).

In einem weitaus breiteren Bezirk zeigen jedoch die Aufweitungen der vorbestehenden Gefäßsysteme durch die Neuanlagerung von Knochengrundsubstanz die Tendenz zur Verschmälerung der entstandenen Hohlräume. Dieser Umbau geht in Richtung einer Normalisierung der Gefäßstruktur vor sich, so daß sich das Havers- und Volkmann-System entlang seiner ursprünglichen Anordnung neu aufbaut.

6 Diskussion

Aus den mit der Bohrmeßnabe gefundenen Ergebnissen ist zu erkennen, daß Bohrer mit kleinem Spitzenwinkel (σ: 60 und 70°), d. h. Anschliffarten mit steilerem Spitzenwinkel, in den Kortikalisstrukturen bessere Schneidleistungen ergeben. Bleibt die Umdrehungszahl konstant, so ist bei unverändertem Vorschub die aufzuwendende Kraft für gleichartige Bohrleistungen deutlich niedriger als dies bei den flacheren Anschliffarten (σ: 118 und 130°) erforderlich ist. Der Seitenwinkel (γ hat keinen erkennbaren Einfluß auf den Bohrvorgang bzw. die Schneidleistung. Auch bei veränderter Umdrehungszahl erweist sich der kleine Spitzenwinkel eindeutig günstiger.

Jacobs et al. [90, 91] haben in einer Testserie ebenfalls der Bohrergeometrie beim Schneiden in Kortikalisproben größere Aufmerksamkeit geschenkt. Ihre Ergebnisse sind mit den Befunden der vorliegenden Untersuchung gut vergleichbar, sie stehen allerdings im Widerspruch zu den von Farnworth u. Burton [47] sowie den von Sneath [190] gefundenen Werten. Worauf diese unterschiedlichen Ergebnisse beruhen, läßt sich nicht eindeutig feststellen. Sowohl bei Farnworth u. Burton [47], als auch bei Sneath [190] ist der Versuchsaufbau nicht exakt beschrieben, so daß eine Wertung der dort gefundenen Ergebnisse schwierig ist. Sowohl hinsichtlich der untersuchten Knochenproben, als auch bei den verwendeten Bohrertypen erfolgte keine serienmäßige Testung. Die untersuchten Knochenproben waren uneinheitlich, bei den verwendeten Bohrertypen wurde nur eine geringe Zahl verschiedener Anschliffarten getestet. Die größte gemessene Serie aus den genannten Arbeiten stammt von Jacobs et al. [90, 91].

Berücksichtigt man die Ergebnisse aus den Untersuchungen mit verändertem Vorschub, veränderter Umdrehungszahl und den Temperaturmessungen, so wird bestätigt, daß sich die spitzeren Winkel zum Bohren in den Kortikalisstrukturen zweifellos besser eignen. Dabei hat der Seitenwinkel γ keinen nennenswerten Einfluß auf die Bohrleistung. Da der Seitenwinkel ausschließlich für die Spanabfuhr und nicht für die Zerspanung von Bedeutung ist, ist es nicht verwunderlich, daß er nur geringen Einfluß auf die Schneidleistung nimmt. Bei dem Bohrgut handelt es sich im wesentlichen um Bohrmehl mit kleineren Partikeln, welche sowohl in den flachen, als auch in den steilen Gewindegängen des Seitenwinkels genügend Platz zur Aufnahme finden, ohne den Zerspanungsvorgang zu stören. Beim industriellen Bohren entstehen bei bestimmten Werkstücken größere Späne (Holz, Metall u. a.), die beim Vordringen des Bohrers in die Tiefe von den Spannuten aufgenommen werden müssen. Wird die Spannut mit dem Bohrgut fest aufgefüllt und dasselbe dort eingepreßt, so hat dies Einfluß auf die Schneidleistung bzw. auf die aufzuwendende Vorschubkraft. Beim Bohren in anderen Werkstoffen (beispielsweise Hartgummi, Kohle u. a. auch im Bereich der Kortikalis) entstehen keine größeren Späne, sondern kleinere Partikel in Form von Mehl. Diese kleineren Partikel haben auch bei den unterschiedlichsten Seitenwinkeln und bei verschiedener Kortikalisdicke genügend Platz sich einzuformen, so daß der Einfluß des Seitenwinkels auf die Schneidleistung nicht meßbar wird.

Auch bei veränderter Umdrehungszahl erweist sich der kleine Spitzenwinkel in der hier untersuchten Serie als günstiger; dies stimmt wiederum mit den Untersuchungen von Jacobs et al. [90, 91] und auch von Berg [6] überein. In gewissen Bereichen hat offensichtlich die Umdrehungszahl nur noch geringen Einfluß auf die Schneidleistung. Es muß jedoch berücksichtigt werden, daß alle Verfahren mit hochtourigen Bohrmaschinen beim Vergleich der Ergebnisse nur bedingt herangezogen werden können, da es sich bei diesen Untersuchungen vorwiegend um Bearbeitungen der Zahnhartsubstanz handelt [1, 2, 11, 13, 42, 55, 92, 116, 217]. Beim Bohren in den Kortikalisstrukturen haben Matthews u. Hirsch [125], wie auch Berg [6], auf die Bedeutung unterschiedlicher Umdrehungszahlen hingewiesen. Die reine Schneidleistung ist nach den Untersuchungen von Berg mit 1000 und 1300 U/min etwas günstiger als bei 500 und 700 U/min. In den von uns gefundenen Werten ist der Unterschied zwischen 500 und 700 U/min zwar noch deutlich erkennbar, wird jedoch zuwischen 700 und 900 U/min eindeutig geringer. Matthews u. Hirsch [125] haben ihre Untersuchungen bei Umdrehungszahlen von 345, 885 und 2900 U/min vorgenommen. In den kortikalen Knochenproben wurden dabei Temperaturmessungen vorgenommen und bei der geringeren Umdrehungszahl günstigere Werte gefunden. Da jedoch beim Bohrvorgang auch die Temperatureinwirkungszeit berücksichtigt werden muß, diese aber bei den Untersuchungen von Matthes u. Hirsch [125] deutlich länger ist, kann ein definitver Rückschluß auf die Gewebeschädigung nicht abgeleitet werden. Die thermische Schädigung muß aufgrund dieser Untersuchungen nicht zwangsläufig geringer sein [135], sie ist durch die rein mechanischen Untersuchungen beim Bohren im Kortex nicht abzuschätzen. Hinweise auf Einflüsse, durch die Anschliffart des Bohrers bedingt, ergaben sich bei dieser Versuchsanordnung nicht.

Aus den wenigen Untersuchungen, die aus der Literatur bekannt sind [6, 90, 91, 125], sowie aus der hier vorgelegten Serie ist zu folgern, daß bei Umdrehungszahlen von 500–700 U/min bei günstigerer Bohrergeometrie bereits ein Optimum an Schneidleistung erzielt wird. Ganz offensichtlich ist die Auslegung der handelsüblichen Bohrmaschinen mit 700 U/min Maximaleinstellung, aus klinischen Erfahrungswerten so gewählt, recht günstig.

Größeren Einfluß auf die Schneidleistung hinsichtlich der aufzuwendenden Vorschubkraft ergeben sich aus den Untersuchungen mit verändertem Vorschubweg (0,1 – 0,2 – 0,3 mm/U). Hier unterscheiden sich die gefundenen Werte im Hinblick auf die Bohrerspitzengeometrie am deutlichsten, so daß der Vorschubweg den größten Einfluß auf die Schneidleistung hat. Da bei klinischen Bedingungen die aufzuwendende Vorschubkraft stets variabel gehalten und durch den Anpreßdruck des Bohrers – vom Operator beeinflußt – nie exakt einstellbar ist, sind den hierbei gefundenen Werten aus klinischen Aspekten geringere Bedeutung beizumessen. Trotzdem ist auch aus diesen Untersuchungen zu entnehmen, daß sich die kleineren Spitzenwinkel, also die steile Anschliffart, für die Bohrung in Kortikalisstrukturen besser eignen. Aus der Literatur sind Untersuchungen mit vorgegebenem und variierendem Vorschub zur Bearbeitung knöcherner Strukturen bisher nicht mitgeteilt worden.

Ähnliches gilt für die thermometrischen Untersuchungen, die an verschiedenen Tibiaproben vorgenommen wurden. Es ergeben sich im Abstand zum Bohrlochrand bei den spitzeren Anschliffarten (σ 60°) jeweils niedrigere Temperaturanstiege, als sie beim 90- bzw. 130°-Anschliff ermittelt werden konnten. Da sich die Untersuchungen von Sneath

[190], Jacobs et al. [90, 91] sowie Farnworth u. Burton [47] auf Bohrertypen und Bohrergeometrien beziehen, wie sie handelsüblich angeboten und gerade erhältlich waren, erscheint es wichtig, darauf hinzuweisen, daß in der vorliegenden Untersuchung ausschließlich Bohrertypen eines Herstellers mit exakt definierter Bohrergeometrie, einheitlichem Herstellungsverfahren und normiertem, unverändertem Werkstoff benutzt wurden.

Der im Handel erhältliche 3,2-mm-AO-Bohrer mit einem Spitzenwinkel von $\sigma = 80°$ und einem Spanwinkel von $\gamma = 14°$ ist für das Bohren in der Kortikalis gut geeignet. Diese Anschliffart wurde aus klinischen Erfahrungen gewählt. Bohrer mit einem Spitzenwinkel von 60 oder 70° wären noch besser geeignet, allerdings ergeben sich hier größere Probleme mit dem Nachschleifen. Es erscheint daher einer Überlegung wert, ob man den zur Osteosynthese benutzten Spiralbohrer als Verbrauchsmaterial ansieht und ihn jeweils nur für eine Osteosynthese benutzt.

Die maximale Haltekraft der eingebrachten Schrauben, geprüft mit den in der Literatur angegebenen, standardisierten Verfahren [9, 19–21, 64, 70, 85, 124], ergibt für die thermisch veränderten Knochenproben stets niedrigere Werte, als sie bei den nicht denaturierten (frisch aufgetauten) Tibiae gemessen werden konnten. In ihren physikalischen Eigenschaften erfahren die Proben durch Einfrieren und Auftauen keine oder nur unwesentliche Veränderungen (zit. nach [111]), sofern Austrocknung an der Luft vermieden wird. Aufgrund des Elastizitätsverhaltens der kortikalen Strukturen lassen sich diese Unterschiede nur durch Veränderungen in der Kollagenstruktur erklären. Die Kollagene bestimmen das Elastizitätsverhalten der Röhrenknochen [12], die Apatitstrukturen sind unelastisch. Während die Kollagene thermolabil sind [50, 69, 112], unterliegen die Apatitstrukturen keinen thermischen Veränderungen und bewahren ihren unelastischen Charakter auch unter avitalen Bedingungen über lange Zeit. Bei den Hartgeweben (Kortikalis, Dentin) steht das Kollalgen in inniger Verbindung mit den mineralisierten Gewebeanteilen. Es setzt sich als Eiweißstruktur aus Makromolekülen des Tropokollagen zusammen, welches durch 3 getrennte Polypeptidketten gebildet wird und als linksspiralige Tripelhelix aufgebaut ist. Diese Tripelhelix findet sich rechtsläufig um eine gemeinsame zentrale Achse [165–167]. Die Anordnung ist allen Kollagenfasern gemeinsam, so daß sich eine strukturelle Ähnlichkeit sämtlicher kollagenhaltiger Gewebe ergibt (Knochen, Sehne, Haut). Die Thermolabilität des Kollagens oberhalb eines bestimmten Temperaturbereiches zeigt sich in der Veränderung der Faserstruktur; sie wird glasig, durchsichtig, elastisch, schließlich kommt es zur Erschlaffung und Schrumpfung derselben. Die Kollagenmoleküle gehen dabei aus ihrer geordneten Parallelaggregation in eine ungeordnete Formation über [50]. Die kritische Schrumpfungstemperatur beim Warmblüterkollagen liegt bei 58–62 °C. Bei den erhitzten Proben liegt daher eine komplette Eiweißdenaturierung vor. Aber auch bei den Bohrungen mit dem stumpfen Bohrer zeigen die Temperaturmessungen Werte, die in oder über diesem Bereich liegen, besonders in den bohrlochnahen Bezirken. Dies gilt auch für die Bohrungen in vitalen Strukturen. Die Herabsetzung der Haltekraft ist durch die Kollagenveränderungen erklärbar. Bei unsachgemäßem, intraoperativem Vorgehen (stumpfer Bohrer) kann die Kortikalis daher so beeinträchtigt werden, daß die primäre Festigkeit des Implantates herabgesetzt ist und damit, beispielsweise unter Belastung, eine (frühe) Lockerung des Implantates eintreten kann.

Die Ergebnisse stimmen mit den Untersuchungen von Bonfield u. Li [12] über das temperaturabhängige Elastizitätsverhalten kortikaler Strukturen überein. Sowohl von Knochenproben des Rinderfemur als auch der entsprechenden Apatit- und Kollagenanteile, wurde der Elastizitätsmodul unter verschiedenen Temperatureinwirkungen untersucht. Apatit ist unter allen Temperaturbedingungen unelastisch. Kollagen weist im Bereich von −58 bis +25 °C einen leichten, aber kontinuierlichen Abfall des Elastizitätsverhaltens auf, die Knochenprobe, als Kombination Apatit-Kollagen, nimmt eine Mittelstellung ein. Bei Temperaturen von über 50 °C (bis 90 °C) kommt es aufgrund der irreversiblen Schädigung des Kollagens zum verstärkten Elastizitätsverlust.

Die große Ähnlichkeit der Kollagenzusammensetzung innerhalb von kortikalen Strukturen findet sich auch bei unterschiedlichen Spezies selbst in verschiedenen Reifestadien [74]. Sogar bei Untersuchungen an fossilen Kollagenstrukturen läßt sich diese Ähnlichkeit nachweisen [81, 82]. Das Elastizitätsverhalten und andere physikalische Größen weisen daher nur geringe Unterschiede auf. Die Untersuchungsergbnisse bei Befunden am vitalen Kortex als auch bei den Knochenproben, sind jeweils gut vergleichbar.

Beim Vergleich der Kortexdicke zur Osteonenzahl ergeben sich bei den am meisten untersuchten Versuchstieren (Hund, Kaninchen, Schaf) und den humanen Kortikalisstrukturen keine auffallenden Unterschiede [154]. Da auch die Knochenproben untereinander vergleichbar sind, wird die Haltefestigkeit in erster Linie durch die Kortikalisdicke bestimmt [64, 85, 86]. Die Kortikalisdicke hat allerdings Einfluß auf die Hitzeentwicklung im Bereich der Bohrerspitze und damit auch auf ihre Ausbreitung im Gewebe. Mit zunehmender Dauer des Bohrvorgangs erwärmt sich der Bohrer mehr und mehr [6, 43] und gibt diese Thermik in die umgebenden Gewebestrukturen ab. Die dickere Kortikalis erfährt dadurch eine stärkere thermische Beeinträchtigung. Da jedoch der Knochen ein schlechter Wärmeleiter ist, bleibt auch bei erhöhter Temperatureinwirkung und längerem Bohrvorgang die thermische Beeinträchtigung relativ begrenzt.

Die gemessene Temperatur in der Bohrerspitze entspricht jedoch keineswegs der Temperatur, wie sie im kortikalen Gewebe wirksam wird. Die thermische Schädigung der Kortikalis ist durch die Messung im Bereich der metallischen Struktur des Bohrers nicht abzuschätzen.

Bei der Messung der Einwirkungszeit der Temperaturen im Bereich der möglichen Schädigung sind besonders Werte um 50 °C (bis 60 °C) interessant. Diese Temperaturhöhe kann unter ungünstigen Voraussetzungen relativ rasch und oft erreicht werden. Neben der Schädigung der Kollagenstrukturen kann es in diesem Größenordnungsbereich bereits zur irreversiblen Schädigung der vitalen Elemente (Osteozyten) kommen. Schwellenwert und Einwirkungszeit für den Zelluntergang liegen dabei nach den Untersuchungen von Sundén [198] und Lundskog [120] wahrscheinlich niedriger, als dies für epidermale Strukturen seit langem bekannt ist [135]. Aufgrund der gefundenen Ergebnisse können wir die Angaben von Sundén [198] und Lundskog [120] bestätigen. Bei den Bohrungen mit stumpfem Bohrer ergibt sich bei den Färbungen in polychromer Sequenztechnik, daß der komplette Gewebeuntergang in Kortexmitte zwischen 1,5 und 2 mm vom Bohrlochrand liegt. Dabei werden Temperaturen im vitalen Kortex zwischen 50 und 60 °C erreicht. Die Dauer der Einwirkungszeit für diesen Temperaturbereich liegt an den beiden Meßstellen im Mittel zwischen 8 und 20 s. Es ist also anzunehmen, daß Osteozyten thermolabiler sind als beispielsweise Epidermiszellen. Pincus u. Fischer [156] haben den Temperatur-Zeit-Faktor bei Osteoblastenkulturen zwischen 42 und 52 °C untersucht, wobei sich eine bemerkenswerte Änderung zwischen 50 und 52 °C ergab: Die erforderliche Einwirkungszeit zur Abtötung der Gewebekultur sank in diesem relativ schmalen Temperaturbereich praktisch um die Hälfte (von 6 min auf 3,5 min). Höhere Temperatureinwirkungen wurden von den genannten Autoren (leider) nicht untersucht. Der logarithmische Abfall im Temperatur-Zeit-Verhältnis zur definitiven Beeinträchtigung der vitalen Osteoblastenkulturen im untersuchten Temperaturbereich ist jedoch klar erkennbar. Theoretisch wären bei Temperaturen zwischen 55 und 60 °C daher Einwirkungszeiten zur kompletten thermischen Schädigung zu erwarten, die sich in dem Bereich bewegen, wie sie bei den vorliegenden Untersuchungen gefunden wurden. Auch unter Berücksichtigung der verschiedenen Untersuchungsmethoden und -materialien (Osteoblastenkulturen von Hühnerembryonen – Bohrvorgang im Kortex des Schafsmetacarpus) erscheint die Vergleichbarkeit hinsichtlich der thermisch bedingten „Nekrose" bemerkenswert.

Bei den vergleichenden Auswertungen für den Temperaturanstieg und -abfall, bezogen auf den ausgewerteten Zeitabschnitt (10 s), ergaben sich nahezu konstante Werte für die Untersuchung an den Knochenproben des Schafsmetacarpus und der menschlichen Tibia. Dies ergibt sich aus dem nahezu parallelen Verlauf der Temperaturkurven, die am Meßpunkt 0,5 mm, also in der Region der höchsten Wärmeentwicklung, am deutlichsten zu erkennen ist. Aber auch an den anderen Meßstellen ist die Parallelität des Kurvenverlaufes während des Bohrvorganges in der ansteigenden Phase der Wärmeentwicklung gegeben. Nach der Durchbohrung der Korticalis wird keine Wärme mehr produziert; beim Zurückziehen des Bohrers ist aufgrund seiner aufgeheizten Bohrerspitze nochmals eine leichte Temperaturerhöhung (besonders an den Meßstellen 0,5 u. 1 mm) zu registrieren. Die erreichte Temperatur fällt von ihrem Maximum an allen Meßpunkten relativ langsam ab, ein Hinweis auf die schlechte Wärmeleitfähigkeit der Kortikalis. Daraus resultiert eine verhältnismäßig lange Temperatureinwirkungszeit lokal um das Bohrloch. Bei Strukturen mit guter Wärmeleitfähigkeit ist das Temperaturmaximum schneller erreicht, und der Temperaturabfall nach dem Bohrvorgang geht ebenso rasch vor sich. Die Temperaturwelle breitet sich schnell mit geringem Wärmeverlust aus, wobei die lokale Temperaturerhöhung kürzer andauert. Bei schlechten Wärmeleitern, zu denen alle organischen Strukturen gehören, erfolgt der Temperaturanstieg und -abfall langsamer, das erreichte Temperaturmaximum ist geringer, die Temperaturausbreitung ist verzögert, hält allerdings im Gewebe länger an und bleibt dafür in ihrer Schädigung lokal begrenzt. Die Temperaturwelle verdämmert in kürzerer Distanz von der Wärmequelle und nimmt keinen wellenartigen Verlauf wie bei einem guten Wärmeleiter.

Die Ähnlichkeit der thermischen Eigenschaften kortikaler Strukturen, wie sie in der vorliegenden Untersuchung für die menschliche Tibia und den Schafsmetacarpus gefunden wurden, sind aus der Literatur auch für andere Spezies bekannt und unterscheiden sich in ihrer Größenordnung nur geringfügig [113, 120, 210]. Bemerkenswert ist, daß die angegebenen Werte nicht für die untersuchten Kortikalisanteile, sondern auch für das häufiger und besser erforschte Dentin im gleichen Größenordnungsbereich liegen [77, 79, 185].

Aufgrund der kontinuierlichen Erwärmung der Bohrerspitze während des Bohrvorganges in der Kortikalis schließen Berg [6] und Eitenmüller et al. [43] auf eine kegelförmige Ausbreitung der Temperatur im Kortex mit einer entsprechenden Schädigungszone, die in dieser Form sowohl im Bereich der freigelegten Kortikalis als auch der gegenüberliegenden Seite vorhanden sein soll (Abb. 48).

Aus den Untersuchungen, wie sie in polychromer Sequenzmarkierung gewonnen werden konnten, hat der durch den Bohrvorgang beeinflußte, geschädigte Bezirk keine kegelige, sondern eine mehr ovaläre bis kugelige Gestalt. Dabei zeigen sich die markraumnahen Bezirke, ähnlich wie die zum Periost gelegenen Anteile, schmäler in ihrem Schädigungsbe-

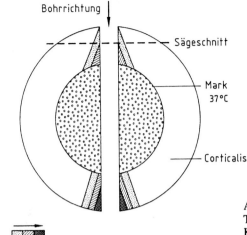

Abb. 48. Kegelförmige Ausbreitung der Temperatur und Schädigungszone in beiden Kortexanteilen (nach Eitenmüller, Erläuterung s. Text)

zirk, als dies im mittleren Anteil des Kortex der Fall ist. Auch aus einer Vielzahl klinischer Beobachtungen sind solche „Ringsequester" bekannt, die sich in dieser Form in den Röntgenbildern darstellen [Abb. 4–10]. Diese röntgenologisch ringförmig erscheinenden Strukturen erweisen sich bei Auslösung von den umgebenden, thermisch nicht beeinträchtigten Strukturen vorwiegend als ovalär kugelige, manchmal auch mehr zylindrisch gestaltete Gebilde. Die letzte Form findet sich vorwiegend bei Verwendung von Kirschner-Drähten und Steinmann-Nägeln [3, 5, 15, 23, 24, 49, 58, 89, 171, 212].

Die Wirkung der Spülung während des Bohrvorganges wurde von Matthews u. Hirsch [125], von Berg [6] sowie Eitenmüller et al. [43] untersucht. Dabei konnte ein Kühleffekt nur bei der ersten Kortikalisdurchbohrung festgestellt werden. Beim Erreichen der gegenüberliegenden Kortikalis war eine wirksame Herabsetzung der Temperatur nicht zu beobachten [43]. Aus klinischer Sicht muß die Spülung jedoch empfohlen werden, da sie die diesseitige Kortikalis günstig beeinflußt, das Gewebe vor Austrocknung schützt und bei gekühlter Spülflüssigkeit durch den guten metallischen Wärmeleiter eine Herabsetzung der Temperatur in der Bohrerspitze wahrscheinlich ist.

Der zunächst schmälere Schädigungssaum im periostnahen Bereich ist zweifelsfrei auf die ansteigende Temperatur im Bereich der Bohrerspitze und ihrer ebenfalls zunehmenden Ausbreitung im Kortex zurückzuführen. Trotz höherer Temperatur beim Bohren im markraumnahen Kortexabschnitt ist der thermisch geschädigte Saum hier schmäler. Dies kann nur durch die bessere Durchblutung der markraumnahen Anteile mit schnellerer Wärmeableitung erklärt werden. Unter physiologischen Bedingungen wird die Kortikalis vorwiegend vom medullären Gefäßsystem versorgt [14, 94, 154, 155, 168, 184], d. h. es liegt ein zentripetaler Blutfluß vor. Bei Zerstörung des medullären Gefäßsystems, beispielsweise bei der Marknagelung oder der stärker dislozierten Fraktur, ist eine Durchblutung auch vom periostalen Gefäßsystem über vorhandene Anastomosen beider Systeme möglich [32, 33, 61, 62, 154, 170]. Bei dem vorliegenden Untersuchungsmodell war das intramedulläre Gefäßsystem primär intakt. Es hat offensichtlich nicht unerhebliche Bedeutung für die Wärmeableitung während des Bohrvorgangs.

Aber auch für das Remodellingverhalten des Kortex hat das medulläre Gefäßsystem große Bedeutung, wie aus den Untersuchungen in polychromer Sequenztechnik erkennbar wird. Der innere, medullärwärts gelegene Kortexanteil wird bald von Umbauvorgängen erfaßt, etwa zu gleicher Zeit wie die ganz periostnahen Bezirke, obwohl die thermische Einwirkung durch die erhöhte Temperatur während der Bohrung im medullären Bezirk viel höher war. Da sich die periostal gelegenen Kortexabschnitte und die markraumnahen Regionen während des Remodellings praktisch gleich darstellen, wird klar, daß für die Durchblutung des Kortex und für das Remodelling die zentrale Gefäßversorgung Vorrang hat. Es geht aber auch vom periostalen Gefäßsystem eine deutliche Gefäßsprossung hervor, die Anschluß an die Markraumgefäße gewinnt, so daß ein gemeinsames Remodelling entsteht (Abb. 49).

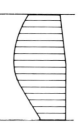 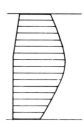

Abb. 49. Schematische Darstellung der Schädigungszone des beginnenden Remodellings. Der thermisch geschädigte Bezirk ist im Bereich der periostnahen und markraumwärts gelegenen Kortexanteile schmäler. Daraus resultiert eine kugelig ovaläre Umbauzone des Kortex (Erläuterung s. Text)

Auf die Bedeutung der periostalen Gefäßversorgung hat aufgrund klinischer Erfahrungen Küntscher [104, 105, 107] immer wieder hingewiesen. Auch die neueren Untersuchungen bestätigen diese Auffassung [154, 155, 197]. Bei Ausfall des medullären Systems kann vom Periost ein großer Teil des Kortex durchblutet werden. Dies wird auch durch die vorliegenden Untersuchungen bestätigt, denn das medulläre Gefäßsystem wurde durch die Bohrung und Schraubenimplantation kaum oder nur geringfügig beeinträchtigt. Obwohl bei der Präparation des Metacrapus auf eine Periostschonung größter Wert gelegt wurde, so war es doch unvermeidlich, für die Bohrung eine entsprechende, wenn auch kleine Deperiostierung vorzunehmen. Da die Ausdehnung derselben relativ gering war, konnte über das verbleibende Periost sehr schnell im abgelösten Bereich der Gefäßanschluß erfolgen. Unter klinischen Bedingungen, beispielsweise bei Frakturen mit schnabelförmigen Keilen, einem dritten Fragment oder Trümmerbrüchen, ist das nicht immer möglich. Werden in diesen durch das Trauma primär und ggf. durch die Operation sekundär geschädigten Bezirken zu viele Bohrungen gesetzt oder zu stark deperiostiert, so besteht durch die Minderdurchblutung oder gar durch die Avaskularität stets die Gefahr des verzögerten Einbaus oder auch der Sequesterbildung mit begleitender Infektion (Abb. 3–10).

Aufgrund einzelner klinischer Befunde wurde bei der Marknagelung auch ein zentraler Verbrennungsschaden der Tibia diskutiert [157]. Wenn dies auch in besonderen Fällen, v. a. bei unsachgemäßem Vorgehen, möglich erscheint, so ist die zentrale Schädigungszone in erster Linie auf die gestörte Durchblutung zurückzuführen [154, 155] (zit. nach [111]). Inwieweit die Temperaturerhöhung bei der Markraumbohrung eine Rolle spielt, ist bisher nicht bekannt, experimentelle Untersuchungen hierüber liegen nicht vor.

Zur Präparation von Bohrlöchern für die Osteosynthese kann auch ein System verwendet werden, welches nicht auf dem Rotationsprinzip beruht, wie es beim Spiralbohrer Verwendung findet, sondern durch rüttelnde Bewegungen die „Bohrung" vornimmt (Coldrill).

Im Bereich der Spitze dieser Bohrer handelt es sich um sog. „Dreilippenbohrer", wobei nicht, wie beim konventionellen Spiralbohrer 2, sondern 3 zerspanende Kanten vorliegen. Es können damit Löcher von 3,2 mm Durchmesser zur Aufnahme der Kortikalisschrauben präpariert werden. Der Vorteil wird in der geringeren Gewebetraumtisierung gesehen, beispielsweise im Bereich der Weichteile (es kann auch ohne Schutzhülse gebohrt werden); dieselben werden durch die fehlende Rotation weniger beeinträchtigt. Untersuchungen über die Ausformung der Bohrlöcher und die Abführung des Bohrgutes sind bislang nicht bekannt. Cordey et al. (1980, unveröffentlichte Resultate) und Klaue u. Frigg (1981, unveröffentlichte Resultate) haben mit der hier angegebenen Methode (Bohrlehre und Thermoelemente) in Knochenproben vergleichende thermometrische Messungen vorgenommen. Dabei fand sich zwar ein etwas langsamerer Anstieg der Temperaturproben, es wurde aber bei allen Bohrungen ein höherer absoluter Temperaturgipfel erreicht, mit entsprechend länger andauernder Temperatureinwirkung im Gewebe. Die Schädigung der Bohrlochnahen kortikalen Anteile ist daher stärker. Da für die Schonung der Weichteile beim Rotationsvorgang des Bohrens Schutzhülsen entsprechender Durchmesser zur Verfügung stehen, ergibt sich aus der Verwendung dieser Art der Bohrlochpräparation für den klinischen Bereich kein Vorteil.

In der ringförmigen Umbauzone der thermisch schädigenden Bohrung sind in der frühen Phase fluoreszierende Osteozyten zu erkennen; in der eindeutig thermisch komplett geschädigten Region zum Bohrlochrand hin finden sich dieselben noch nicht. Nach 12 Wochen, wenn die gesamte thermisch geschädigte Region vom Remodelling erfaßt ist und sich in diesem Bezirk alle verabreichten Farbstoffe aus der polychromen Sequenzmarkierung darstellen, fluoreszieren auch in dem gesamten Ring in gleicher Weise die Osteozyten. Allerdings zeigen sie, unabhängig von den verabreichten Farbstoffen und deren zeitlicher Einlagerung, immer die gleiche Fluoreszenz im grün-gelblichen Farbton. Die klassische Farbfolge, wie sie der fluoreszierenden polychromen Sequenzmarkierung entspricht (vgl. Abb. 18), stellt sich in den Osteozyten jedoch nicht dar, so daß eine echte Anfärbbarkeit auch nicht vorliegen kann. Nach der Auffassung von Rahn (pers. Mitteilung) und Schenk (pers. Mitteilung) handelt es sich bei dem Aufleuchten der Osteozyten um eine „Pseudofluoreszenz", die am Übergang von Strukturen mit verschiedenem Brechungsindex auftreten kann. Die Pseudofluoreszenzen finden sich stets in solchen Regionen, in denen zu gleicher Zeit die normale, durch die Farbstoffgabe hervorgerufene Fluoreszenz auftritt, also die verabreichten Substanzen gerade eingebaut werden. Worauf der Unterschied im Brechungsindex beruht, ist nicht bekannt. Diskutiert wurde eine Gasbildung, die beim Osteozytenuntergang entsteht (Schenk, pers. Mitteilung). Allerdings erscheint es auch möglich, daß bei der Präparateinbettung keine ausreichende Diffusion der alkoholischen Lösungen im geschädigten Bereich stattfindet (Rahn u. Schenk, pers. Mitteilungen). Möglich erscheint auch, daß das veränderte Gewebe mit gestörtem Zellmaterial auch Änderungen im Diffusionsverhalten hervorrufen kann. Jedenfalls werden die „leuchtenden Osteozyten" derzeit als Artefakte angesehen, die durch die thermische Nekrose, den Gefäßunterbruch oder das Remodelling hervorgerufen werden können. Bei der experimentallen Marknagelung finden sich solche fluoreszierenden Osteozyten im Kortex, an der Übergangszone des zentralen, nicht durchbluteten Kortex zu den vitalen, vom Periost her normal durchbluteten Bezirken [154, 155]. Dieser Befund spricht mehr für Veränderungen, die durch das Remodelling eintreten; das Leuchten der Osteozyten wäre damit durch die in der Nachbarschaft eingelagerten Fluoreszenzsubstanzen hervorgerufen, ohne daß sie deren spezifischen Farbstoff aufnehmen. Wie man auch immer diese Befunde in Zukunft interpretieren mag, das Auftreten dieser Osteozyten und ihre Lokalisation ist ganz offensichtlich traumaspezifisch.

Bei den Vitalversuchen war eine auffallende Knochenneubildung im Bereich des Bohrlochrandes bei der Bohrung mit dem scharfen Bohrer in allen Proben zu erkennen. Neue Knochenformationen an vorbestehenden kortikalen Strukturen (oder auch an Weichteilen) nach stattgehabtem Trauma sind sowohl aus klinischen Beobachtungen, als auch aus experimentellen Untersuchungen bekannt (18, 86, 123, 181]. Die neuen Knochenstrukturen, die sich periostal seitlich, beispielsweise an Platten finden, können dabei nicht als Fremdkörperreaktion aufgefaßt werden, sondern sind nach Matter et al. [123] durch Änderung in der dynamischen Kraftkomponente bedingt. Dabei spielen Veränderungen in der Durchblutung des Kortex für die periostale Knochenneuformation wohl die entscheidende Rolle [119, 154, 197]. Die sich unter der Platte abspielenden Umbauvorgänge erweisen sich bei den histologischen Untersuchungen als Porose [29, 208], wobei diese Veränderungen seitlich über die Plattenbegrenzung hinausgehen [119]. Im Rahmen des Remodelling mit Gefäßanschlüssen zum periostalen und subperiostalen System mit nachfolgender Ossifikation, ist die Neubildung dieser sekundären Knochenformation erklärbar. Sekundäre Verknöcherungen können von erheblicher klinischer Relevanz sein (Brückenkallus). Auf die Rolle des Bohrmehls wurde aus klinischer Sicht hingewiesen [181]. Bei unseren Bohrversuchen fanden wir jeweils bei der thermisch nicht schädigenden Bohrung einen deutlichen Knochenwall um die eingebrachte Schraube, der nach 6 Wochen bereits beginnend vaskularisiert war und nach 12 Wochen komplett von einer (sekundären) Verknöcherung erfaßt wurde. In dem thermisch nicht geschädigten Bohrmehl finden sich offensichtlich normale Knochenstrukturen, es ist, ähnlich wie bei einer autologen Spongiosaplastik, der Revaskularisation und der Reintegration sofort zugänglich. Nach 12 Wochen reichen die entstandenen knöchernen Strukturen bis an die Schraubenschulter heran. Dadurch wird eine verstärkte Haftung der Schraube bewirkt, die auf die Haltefestigkeit der Schraube entscheidenden Einfluß haben kann. Aus diesem Grunde wurde das Lösemoment der Schraube bei der Explantation nicht ausgewertet, da verfälschte, positive Ergebnisse im Vergleich zur thermisch schädigenden Bohrung zu erwarten waren.

Die bei der Marknagelung an der Nageleinschlagstelle häufig als „Kallushut" beobachtete Verknöcherung wurde von Küntscher [107] durch eine von der Fraktur über den Nagel fortgeleitete induktive Osteogenese zurückgeführt. Auch hierbei dürfte es sich aufgrund klinischer Beobachtungen um eine Verknöcherung, bedingt durch das Bohrmehl, handeln, wie dies von Schöttle et al. [181] gezeigt wurde und wie es beispielsweise vom Brückenkallus im Bereich des Unterarmes bekannt ist.

Im Bereich der ringförmigen Umbauzone, v. a. in den zentralen Kortikalisabschnitten, sind bei der thermisch schädigenden Bohrung Lückenbildungen im normalen Kortex erkennbar, die in der Literatur als Osteoporose beschrieben wurden [29, 152]. Die Form der Porosierung im geschädigten Bezirk, mehr rundlich konfluierende Formationen in den periostnahen und mehr länglich-ovale Defekte in den mehr zum Achsenzentrum gelegenen Strukturen, ist bei allen untersuchten Schnitten zu finden. Die Verschiedenartigkeit dürfte durch die vorbestehende Gefäßarchitektonik des Havers-Systems bei dem relativ kleinen Röhrenknochen bedingt sein. Diese Ausformung ist bei den Untersuchungen in polychromer Sequenztechnik und noch besser bei den mikroradiographischen Präparaten erkennbar. Vergleiche mit den in der Literatur mitgeteilten Untersuchungen sind dabei nicht möglich. Bei den Ergebnissen aus der experimentellen Plattenosteosynthese

[29, 67, 68, 119, 123, 178] als auch bei den Befunden aus der experimentellen Marknagelung [154, 155, 197], lassen sich diesbezüglich keine Vergleiche anstellen. Bei der Plattenosteosynthese wird das Ausmaß des Umbaus allein durch die Plattengröße bestimmt; die Ausdehnung der Porose erreicht nicht die markraumnahen Kortexanteile. Sie behält ihre relativ enge Beziehung zur Platte, wenn sie auch über die eigentliche Plattengröße hinausgeht [119]. Bei der Markraumosteosynthese bildet sich eine ringförmige Umbauzone in den inneren Kortexanteilen mit vergleichbaren Veränderungen. Immer findet sich ein Fortschreiten der Umbauzone von den durchbluteten Regionen in den avaskulären Bezirk, so daß die Durchblutung einmal zentrifugal (Platte), einmal zentripetal (Nagel) gerichtet sein kann. Beide Gefäßsysteme haben also ihre Bedeutung für das Remodelling. Bei unseren Untersuchungen gehen wir davon aus, daß beide Gefäßsysteme intakt geblieben sind bzw. nur eine geringfügige Beeinträchtigung (im Bereich der periostalen Anteile) erfahren haben. Damit geht das Remodelling sowohl von den periostalen Bereichen als auch vom medullären Gefäßsystem aus. Aufgrund der Ausformung der Schädigungszone muß man dabei den vom Markraum ausgehenden Gefäßen größere Bedeutung beimessen, wie das auch aus der Literatur bekannt ist [14, 32, 33, 60, 61, 94, 168, 184]. Die Art des Umbaues ist sowohl bei zentripetalem, als auch bei zentrifugalem Wiederaufbau gleichförmig. Die bei beiden Arten des Remodellings auftretende Rarefizierung in der Umbauzone (Porose) wird als Folge des gesteigerten Umbaues angesehen. Sie unterscheidet sich nur durch ihren rascheren Ablauf, nicht aber durch prinzipielles Verhalten von den normalen, physiologisch im Kortex zeitlebens sich abspielenden Umbauvorgängen. Die Kortikalisporose entsteht danach nur durch ein Mißverhältnis der Osteoklasten- und Osteoblastentätigkeit. Im Kopfteil eines neu einwachsenden Osteons des Havers-Systems resorbieren die Osteoklasten etwa 100 μm Grundsubstanz pro Tag, die seitlich nachfolgenden Osteoblasten können jedoch während dieser Zeit nur eine viel dünnere Neubildung wieder aufbauen [150, 152, 178].

Damit erscheint die Knochenregeneration auf die physikalischen Reize stets gleichförmig, ja beinahe eintönig: Störungen in der Durchblutung des medullären oder des periosta-Systems sowie Schädigungen in der lokal begrenzten (hier thermischen Schädigung bei sonst intakter Gefäßversorgung) werden stets vom Phänomen der lokalen Osteoporose begleitet. Diese Porose kann lange andauern, wie aus den Umbauvorgängen nach 42 Wochen eindeutig zu erkennen ist. Dies ist auch aus der klinischen Erfahrung bekannt; nach Implantatentfernung 1–2 Jahre nach Plattenosteosynthese zeigt der Kortex noch regelmäßig eine Rarefizierung und erscheint unter dem Implantat spongiosiert.

Inwieweit andere, beispielsweise hormonelle Einflüsse auf den Vaskularisationsprozeß und damit auf die Porose und auf das Remodelling Einfluß nehmen, wird derzeit noch diskutiert, kann jedoch noch nicht definitiv beurteilt werden [152].

7 Zusammenfassung

Bohrungen mit Spiralbohrern zur Vorbereitung der Osteosynthese werden in der Klinik täglich vorgenommen. Über die thermische Einwirkung beim Bohrvorgang und der daraus möglichen Schädigung der Kortikalis, auch unter Berücksichtigung der Spickdrahtosteosynthese, der Drahtextension und des Fixateur externe, liegen in der Literatur fast ausschließlich klinische Berichte vor. Experimentelle Befunde zur Beurteilung solcher Schädigungen sind aus einigen Untersuchungen, vorwiegend unter Berücksichtigung möglicher Infektionen, bekannt. Nur in ganz wenigen Untersuchungen wurden thermometrische Befunde beim Bohrvorgang an Knochenproben erhoben, Temperaturmessungen an vitalen Kortexstrukturen sind bisher nicht durchgeführt worden.

Die thermischen Eigenschaften der mineralisierlten Gewebe sind besser bekannt. Die Kortikalis des Röhrenknochens hat, wie auch andere mineralisierte Strukturen, eine relativ hohe spezifische Wärme und eine geringe Wärmeleitfähigkeit; Eigenschaften, die durch die vorliegende Untersuchung bestätigt werden konnten.

Bei Durchsicht des Krankengutes im Hinblick auf thermische Schädigungen beim Bohren fällt auf, daß ringförmige Umbauzonen, Ringsequester mit und ohne Infektion, nicht selten sind. Auffallend sind Befunde an Frakturkeilen und dritten (oder weiteren) Fragmenten, bei denen mehrere Bohrungen auf verhältnismäßig kleinem Raum durchgeführt wurden. Der Heilungsverlauf ist gekennzeichnet durch verzögerten Einbau, verzögerte Frakturverfestigung und nicht selten durch eine begleitende Infektion. Zwar spielt die zu großzügige Deperiostierung oder gar vollständige Auslösung von Fragmenten für diese Befunde eine wichtige Rolle, aus klinischen Beobachtungen ergeben sich aber Hinweise, die auf eine Schädigung beim Bohrvorgang schließen lassen.

Den vorliegenden Untersuchungen ist zu entnehmen, daß die Formgebung des Sprialbohrers, besonders die Geometrie an der Spitze, die Schneidleistung und damit die unvermeidliche entstehende Temperaturentwicklung deutlich beeinflussen kann. Bei Verwendung ungeeigneter oder gar abgestumpfter Bohrer entstehen im Kortex Temperaturen, die zum Gewebsuntergang führen. Beim Schafsmetacarpus konnten Schädigungszonen bis 2 mm beobachtet werden, eine Ausdehnung also, die bereits über die Tiefe der Gewindegänge von Kortikalisschrauben hinausgeht. Bei den dickeren Kortexstrukturen der menschlichen Tibia oder des Femurs sind Schädigungsbereiche noch größerer Ausdehnung zu erwarten. Die Durchblutung des Kortex ist für das Remodelling von wesentlicher Bedeutung. Bei Störungen des periostalen Gefäßsystems ist die Blutversorgung zentrifugal gerichtet, bei Beeinträchtigung der Markraumgefäße zentripetal. In entsprechender Richtung schreitet das Remodelling fort. Bei isoliert eingebrachten Schrauben, wie es am Modell in der vorliegenden Untersuchung der Fall war, nehmen beide Gefäßsysteme am Remodelling teil. Den vom Markraum ausgehenden Gefäßen scheint dabei größere Bedeutung zuzukommen. Dieses System ist offenbar in der Lage, die entstehende Wärme schneller abzuführen, was für eine bessere und ausgedehntere Durchblutung des Kortex vom Markraum her spricht. Anders kann der im Verhältnis schmälere Schädigungssaum, verglichen mit dem Umbau im mittleren Kortex, nicht erklärt werden. Im periostnahen Bereich ist die Umbauzone wiederum schmäler, allerdings liegt hier, zu Beginn des Bohrvorganges, auch eine niedrigere Ausgangstemperatur vor. Aus den Untersuchungen in polychromer Sequenztechnik ist eindeutig zu entnehmen, daß beide Gefäßsysteme am Remodelling beteiligt sind. Die im periostalen Bereich vorhandenen Knochenneuanlagerungen (Bohrmehl) werden ebenfalls durch einsprossende Gefäße integriert und können als neugebildete Knochenformationen Bedeutung für das Implantat erlangen.

Literatur

1. Ågren E (1963) High-speed conventional dental engines for the removal of bone in oral surgery I. A study of the reactions following removal of bilateral impacted lower third molars. Acta Odontol Scand 21:585–625
2. Ågren E, Arwill T (1968) High speed or conventional dental equipment for the removal of bone in oral Surgery. III. A histologic and microradiographic study on bone repair in the rabbit. Acta Odontol Scand 26:223–246
3. Anderson R, Finlayson BL (1943) Sequelae of transfixation of bone. Surgery 13:46–54
4. Arens W (1976) Muß und soll die frische Fraktur für die Küntscher-Nagelung aufgebohrt werden? Unfallheilkunde 129:57–60
5. Bechtol C v, Ferguson AB, Lain PG (1959) Metals and enigneering in bone and joint surgery. Williams & Wilkins, Baltimore
6. Berg R (1976) Thermometrische Untersuchungen beim Bohren in menschlicher Femurkompakta. Vergleich der Bohrleistungen verschiedener Spiralbohrer. Dissertation, Giessen
7. Berg PA van den (1973) Zur Frage der Blutversorgung des Knochens nach Marknagelung und Verplattung. Bruns Beitr klin Chir 220/1:103–109
8. Block W (1925) Über das Verhalten des Knochens nach Bohren und Nageln und bei der Drahtextension. Arch Klin Chir 137:315–329
9. Blümlein H, Cordey J, Schneider UA, Rahn BA, Perren SM (1977) Langzeitmessung der Axialkraft von Knochenschrauben in vivo. MOT 97:17–19
10. Böhler J, Harrison R (1961) Differentialdiagnose drittgradiger Verbrennungen durch intravenöse Vitalfärbung. Langenbecks Arch Chir 297:504-511
11. Bolz U, Kalweit K (1976) Vergleichende Untersuchungen zur Wärmeentwicklung mit innengekühlten und konventionellen Knochenbohrern und -fräsen. Dtsch Zahnärztl Z 31:959
12. Bonfield W, Li, HC (1968) The temperature dependence of the deformation of bone. J Biomech 1:323–329
13. Bronner FJ (1933) Revolving motion versus rectilinear motion. A new principle in instrument design. Dent Cosmos 75:491–496
14. Brookes M (1971) The blood supply of bone. Butterworth, London
15. Calderwood RG, Hera SS, Davies JR, Waite DE (1964) A comparison of the healing rate of bone after the production of defects by various rotary instruments. J Dent Res 43:207–216
16. Cernik L (1981) Infektpseudarthrose des Femurschaftes. Dissertation, Tübingen
17. Charnley J (1970) Acrylic cement in orthopedic surgery. Edinburgh London
18. Churches AE, Howlett CR, Ward GW (1980) Bone reaction to surgical drilling and pinning. J Biomech 13:203–209
19. Claes L, Hutzschenreuter P (1974) Lösemomente von Corticalisschrauben am Kompaktaknochen in Abhängigkeit von der Applikation als Zug- oder Stellschraube. Trauma Surg Arch Orthop 70:347–352
20. Claes L, Hutzschenreuter P (1975) Das Durchdrehmoment an Zugschrauben mit vorgeschnittenem Kortikalisgewinde (Mechanik und Histologie). Z Orthop 113:237–242
21. Claes L, Hutzschenreuter P (1977) Einfluß der Senklochgeometrie auf die Kortikalisschraubenzugkraft. Z Orthop 115:235–238
22. Clarke VK, Brown RA (1965) Sulphan blue as an aid to the laboratory assessment of primary skin irritants. J Invest Dermatol 26:173–176

23. Cohen J (1961) Tissue reactions to metals – The influence of surface finish. J Bone Joint Surg [Am] 43:687–699
24. Cohen J (1962) Corrosion testing of orthopaedic implants. J Bone Joint Surg [Am] 44:307–316
25. Collins DH (1953) Structural changes around nails and screws in human bones. J Pathol 65:109–121
26. Combée B, Recourt A (1957/58) A simple apparatus for contact microradiography between 1,5 and 5 KV. Philips Tech Rev 19:221–233
28. Coutelier L (1964) Un nouveau marqueur fluorescent de l'ostéogenèse: l'hematoporphyrine. Rev Belg Pathol 30:369–375
29. Coutts RD, Harris WH, Weinberg EH (1973) Compression plating: experimental study of the effect on bone formation rates. Acta Orthop Scand 44:256–262
30. Craig RG, Peyton FA (1961) Thermal conductivity of tooth structure, dental cements, and amalgam. J Dent Res 40:411–418
31. Daar LA (1968) Drehmoment und Vorschubkraft beim Aufbohren und beim Bohren mit Stufenbohrern. Z wirtschaftl Fert 63:271–275
32. Danckwardt-Lilliestrӧm G (1969) Reaming of the medullary cavity and its effect on diaphyseal bone. Acta Orthop scand [Suppl 128]
33. Danckwardt-Lilliestrӧm G, Lorenzi G L, Olerud S (1970) Intramedullary nailing after reaming. Acta Orthop Scand [Suppl 134]
34. Diehl K, Hanser U (1975) Biomechanische Untersuchungen zur Marknagelung nach Küntscher. Med Orthop Techn 5/95:117–120
35. Dinnenbier J (1949) Bohren. Springer, Berlin Göttingen Heidelberg (Werkstattbücher, Heft 15)
36. Duve E-C (1979) Ursachen der Lockerung des Alloarthroplastischen Hüftgelenkersatzes und Ergebnisse der Sekundäroperation. Dissertation, Tübingen
37. Eibofner J (1965) Konsktruktion, Bau und Ausprobe einer Vorrichtung zur Messung von Drehmoment und Vorschubkraft beim Bohren. Diplomarbeit, Ulm
39. Eichler J (1975) Hitzeschäden am Knochen durch Kirschnerdrähte und Steinmann-Nägel. MOT 95:70–72
40. Eichler J, Berg, R (1972) Temperatureinwirkung auf die Kompakta beim Bohren, Gewindeschneiden und Eindrehen von Schrauben. Z Orthop 110:909–913
42. Eichner K (1960) Ergebnisse wissenschaftlicher Untersuchungen zum hoch- und höchsttourigen Bohren und Schleifen. Dtsch Zahnärztl Z 15:192–209
43. Eitenmüller J, Eisen E, Reichmann W (1978) Temperaturbedingte Veränderungen und Reaktionen des Knochens beim Anlegen von Bohrlöchern zur Durchführung von Osteosynthesen. Leitz-Mitt Wiss Techn 7:104–110
44. Engstrӧm A (1963) Physikalische Methoden zur Untersuchung des Knochengewebes. Verh Dtsch Ges Path 47:16–31
45. Evans EB, Smith JR (1959) Bone and joint changes following burns. J Bone Joint Surg [Am] 41:785–799
46. Faith GC, Stein MN, Hayes JR, Stowell RE (1968) Cellular effects of Laser radiation. Arch Pathol 86:262–278
47. Farnworth GH, Burton JA (1975) Optimization of drill geometry for orthopaedic surgery. Proceedings of the 15th International Machine Tool Design. Macmillan, New York, pp 227–233
48. Fine S, Edlow J, McKeen D, Feigen L, Ostrea E, Klein E (1968) Focal hepatic injury and repair produces by Laser radiation. Am J Pathol 52/1:155–176
49. Fischer C, Zitter H (1963) Verhalten von chemisch beständigen Stählen im menschlichen Körper. Werkstoffe Korrosion 14:753–757
50. Flory PJ, Garrett RR (1958) Phase transitions in collagen and gelatin systems. J Am Chem Soc 80:4836–4845
51. Freitag V, Ruppersberg H (1972) Kontaktmikroradiographie verkalkter biologischer Objekte mit charakteristischer Röntgen-Strahlung. Dtsch Zahnärztl Z 27:749–754
52. Freitag V, Stetter W, Charbit P (1974) Über die Technik der Kontaktmikroradiographie. Electromedica 2:52–56

53. Frost HM (1962) Tetracycline labelling of bone and the zone of demarcation of osteoid seams. Can J Biochem Physiol 40:485–489
54. Frost HM, Villanueva AR, Ramser JR, Jlnicki L (1966) Knochenbiodynamik bei 39 Osteoporose-Fällen, gemessen durch Tetracyclin-Markierung. Internist 7:572–578
55. Fuhr K (1963) Vergleichende Untersuchungen über die Temperaturverhältnisse beim zahnärztlichen Bohren und Schleifen. Dtsch Zahnärztl Z 18:986–991
56. Galloway D (1955) Fortschritte in der Bohrtechnik, die sich aus den jüngsten Forschungen ergeben haben. Microtecnic 9:136–143
57. Gibbs FA (1933) A thermoelectric blood flow recorder in the form of a needle. Proc Soc Exp Biol Med 31:141–146
58. Gillies HD (1941) the replacement and control of maxillofacial fractures. Br Dent J 71:351–358
59. GloverDM (1958) Necrosis of skull and long bones resulting from deep burns, with evidence of regeneration. Am J Surg 95:679–683
60. Göthmann L (1960) The arterial pattern of the rabbit's tibia after the application of an intramedullary nail. Acta Chir Scand 120:211–219
61. Göthmann L (1960) Arterial changes in experimental fractures of the rabbit's tibia treated with intramedullary nailing. Acta Chir Scand 120:289–302
62. Göthmann L (1961) Vascular reactions in experimental fractures. Acta Chir Scand [Suppl 284]
63. Golenhofen K, Hensel H, Hildebrandt G (1963) Durchblutungsmessung mit Wärmeleitelementen. Thieme, Stuttgart
64. Gothen L, Hütter J, Haas N (1980) Biomechanische Untersuchungen über die 4,5 mm AO-Corticalisschraube als Zugschraube. Beziehungen zwischen Anzugsmoment, Axialkraft und Haltekraft. Unfallheilkunde 83:1–7
65. Graf K, Stein E (1957) Fortlaufende Registrierung der Knochenmarkdurchblutung des Menschen mit der Wärmeleitsonde. Z Gesamte Exp Med 129:1–14
66. Grayson J (1952) Internal calorimetry in the determination of thermal conductivity and blood flow. J Physiol 118:54–72
67. Gunst M (1977) Die Blutversorgung der Kortikalis nach Verplattung der intakten Kaninchentibia. Dissertation, Basel
68. Gunst MA, Suter C, Rahn BA (1979) Die Knochendurchblutung nach Plattenosteosynthese. Helv Chir Acta 46:171–175
69. Gustavon KH (1953) Hydrothermal stability and intermolecular organization of collagen from mammalian and teleost skin. Svensk Kenn Tidskr 65:70
70. Haas N, Gotzen L (1981) Biomechanische Untersuchungen über die 4,5 mm AO-Corticalisschraube als Plattenschraube. Unfallheilkunde 84:483–487
71. Haase W (1936) Wärmemessungen im Augenblick der Knochenbrüche. Beitr Klin Chir 164:476–486
72. Hall HL, Grehn W, Wunsch A (1960) Bringt der Spiralbohrer-Sonderanschliff wirtschaftliche Vorteile bei der Grauguß-Bearbeitung? Werkstattstechnik 50:305–309
73. Hall RM (1963) The effect of high-speed bone cutting without the use of water coolant. O.S., O.M. & O.P. 20:150–153
74. Hancox NM (1972) Biology of bone. Cambridge University Press, Cambridge
75. Harris WH, Travis DF, Friberg U, Radin E (1964) The in vivo inhibition of bone formation by Alizarin red S. J Bone Joint Surg [Am] 46:493–508
76. Hart C (1922) Beiträge zur biologischen Bedeutung der innersekretorischen Organe. DerEinfluß abnormer Außentemperaturen auf Schilddrüse und Hoden. Pflügers Arch Physiol 196:151–176
77. Heithersay GS, Brännerström M (1963) Observations on heat-transmission experiments with dentin. I. Laboratory study. J Dent Res 42:1140–1145
78. Henriques FC, Moritz AR (1947) Studies of thermal injury. I. The conduction of heat to and through skin and the temperatures attained therein. A theoretical and an experimental investigation. Am J Pathol 23:531–549
79. Henschel CJ (1943) Heat impact of revolving instruments on vital dentin tubules. J Dent Res 22:3233–333
80. Hieber WD (1978) Die infizierte Tibiaschaftpseudarthrose. Dissertation, Tübingen

81. Ho TY (1965) The amino acid composition of bone an tooth proteins in late Pleistocene mammals. Proc Natl Acad Sci USA 54.26–31
82. Ho TY (1967) The amino acids of bone and dentine collagens in Pleistocene mammals. Biochim Biophys Acta 133:568–573
83. Hofmann M (1961) Die Temperaturentwicklung im Pulpenkavum und an der Schnittfläche bei der Präparation der Zahnhartsubstanzen unter Verwendung der Turbine. Dtsch Zahnärztl Z 16:584–590
84. Horner DB (1961) A self-powered, low-speed surgical drill: prevention of thermal necrosis. Am J Orthop 3:278–283
85. Hütter J, Gotzen L, Haas N, Kellner W (1980) Biomechanische Untersuchungen über die 4,5 mm AO-Corticalisschsraube als Zug-Schraube. Abhängigkeit der Haltekraft von Knochenart, Corticalisdicke und Lebensalter. Unfallheilkunde 83:60–64
86. Hutzschenreuter P, Claes L (1976) Struktur und Festigkeit neu aufgebauter Knochenanteile im Corticalisgleitloch bei liegender Zugschraube (histologische und mechanische Befunde). Arch Orthop Trauma Surg 85:161–169
87. Hutzschenreuter P, Perren SM, Steinemann S, Geret V, Klebl M (1969) Some effects of internal fixation on the healing of osteotomies. Injury 1:77–81
88. Hutzschenreuter P, Baltensberger A, Rüter A, Perren SM (1973) Experimentelle Untersuchungen über eine belastungsstabile Osteosynthese beim Schaf. Dtsch Tierärztl Wochenschr 80:97–120
89. Ivy RH, Curtis L (1941) Recent experiences with skeletal fixation in fractures of the mandible. J Oral Surg 1:296–308
90. Jacobs CH, Pope MH, Berry JT, Hoaglund F (1974) A study of the bone machining pocess – Orthognal cutting. J Biomech 7:131–136
91. Jacobs CH, Berry JT, Pope MH, Hoaglund FT (1976) A study of the bone machining process-drilling. J Biomech 9:343–349
92. Jereczek V (1929) Entwicklung des Bohrer-Spitzenanschliffes. Stock Z 2:59–66
93. Karlström G, Olerud S (1979) Secondary internal fixation. Acta Orthop Scand [Suppl 1975]
94. Kelly PJ (1978) Anatomy, physiology and pathology of the blood supply of bones. J Bone Joint Surg [Am] 50:766–783
95. Kirschner H, Meyer W (1975) Entwicklung einer Innenkühlung für chirurgische Bohrer. Dtsch Zahnärztl Z 30:436–438
97. Klemm K, Schellmann WD (1972) Dynamische und statische Verriegelung des Marknagels. Monatsschr Unfallheilkd 75:568–575
98. Kluczka J (1963) Untersuchungen über die Temperaturverhältnisse im Pulpenkavum bei der Präparation von Kronen und Brückenpfeilern. Dtsch Zahnärztl Z 18:991
99. Knapp U, Weller S (1976) Indikation und Ergebnisse der Marknagelung. Med Welt 27:1991–1996
100. Knapp U, Weller S (1978) Weichteilversorgung bei offenen Frakturen. Aktuel Traumatol 8:319–327
101. Köpp FH (1965) Erste Hilfe am Unfallort und in der Klinik bei thermischen Verbrennungen. Chir Prax 9:1–12
102. Kokott W (1930) Zur Frage des Einflusses erhöhter Temperatur auf die Mitosen in Gewebskulturen. Z Zellforsch 11:484–490
103. Küntscher G (1940) Die Marknagelung von Knochenbrüchen. Arch Klin Chir 200:443–455
104. Küntscher G (1950) Die Marknagelung. Saenger, Berlin
105. Küntscher G (1955) Fünfzehn Jahre Marknagelung. Langenbecks Arch Klin Chir 282:211–217
106. Küntscher G (1962) Die Praxis der Marknagelung. Schattauer, Stuttgart
107. Küntscher G (1965) 25 Jahre Marknagelung. Zentralbl Chir 45:2257–2263
108. Kuhl PR, Sheline GE, Alpen EL (1954) Blister formation and tissue temperature in radiant energy and contact burns. Am J Pathol 30:695–713
109. Kuhns JG, Hayes J, Stein M, Helwig EB (1967) Laser injury in skin. Lab Invest 17:1–13
110. Kuner EH, Schweikert, CH, Weller S, Ullrich K, Kirschner P, Knapp U, Kurock W (1976) Die Marknagelung von Femur und Tibia mit dem AO-Nagel. Erfahrung und Resultate bei 1591 Fällen. Unfallchirurg 2:155–161

111. Leach EH, Peters RA, Rositter RJ (1943) Experimental thermal burns, especially the moderate temperature burns. Q J Exp Physiol 32:67–86
112. Lerch H (1951) Übermäßige Wärmeschrumpfung des Kollagengewebes. Gegenbaurs Morphol Jahrb 90:206–220
113. Lipkin M, Hardy J (1954) Measurement of some thermal properties of human tissues. J Appl Physiol 7:212–217
114. Lisanti VF, Zander HA (1950) Thermal conductivity of dentin. J Dent Res 29:493–497
115. Lisanti VF, Zander HA (1952) Thermal injury to normal dog teeth: In vivo measurements of pulp temperature increases and their effect on the pulp tissue. J Dent Res 31:548–558
116. Lloyd BA, Rich JA, Brown WS (1978) Effect of cooling techniques on temperature control and cutting rate for high-speed dental drills. J Dent Res 57:675–684
117. Loeb L (1903) Über Transplantation von Tumoren. Virchows Arch 172:345–368
118. Ludewig R (1971) Temperaturmessungen beim Knochensägen. Dissertation, Giessen
119. Lüthi U, Dueland R, Rahn BA (1979) Relationship between plate-bone contact area and blood supply in internal fixation. Eur Soc Biomech Strasbourg
120. Lundskog J (1972) Heat and bone tissue. Scand J Plast Reconstr Surg [Suppl 9]
121. Maatz R (1943) Über Formschlüssigkeiten bei der Küntscher-Nagelung. Zentralbl Chir 70:1641–1649
122. Marsland EA, Shovelton D (1957) The effect of cavity preparation on the human dental pulp. Bri Dent J 102:213–222
123. Matter P, Brennwald J, Rüter A, Perren SM (1972) Die knöcherne Heilung von Schraubenlöchern nach Metallentfernung. Z Orthop 110:920–922
124. Matter T, Rahn BA, Cordey J, Mikuschka-Galgoczy E, Perrent SM (1977) Die Beziehung zwischen Röntgendichte und maximal erreichbarer Axialkraft von AO-Schrauben im Knochen. Unfallheilkunde 80:165–167
125. Matthews LS, Hirsch C (1972) Temperatures measured in human coritcal bone when drilling. J Bone Joint Surg [Am] 54:297–308
126. Matthijsen MJC (1959) Het snijkantshoogteverschil-de grootste fout in een spiraalboor. Metaalbewerking 25:225–226
127. Maurath J, Christ H (1963) Untersuchungen über die Stabilität bei der Osteosynthese von Schaftfrakturen mit dem Küntscher-Nagel. Arch Orthop Trauma Surg 55:431–442
128. May NDS (1954) The anatomy of the sheep, 3rd edn. University of Queensland Press, St. Lucia, Queensland
129. Mendelssohn K, Rossiter RJ (1944) Subcutaneous temperatures in moderate temperature burns. Q J Exp Physiol 32:301–308
130. Mendelson JA, Cook ND, Dearman JR (1967) Evaluation of the mechanism of some physical effect of lasers on tissue. Milit Med 270–281
131. Milch RA, Rall DP, Tobie JE (1957) Bone localization of the tetracyclines. J Natl Cancer Inst 19:87
132. Milch RA, Rall DP, Tobie JE (1958) Fluorescence of tetracycline antibiotics in bone. J Bone Joint Surg [Am] 40:897–910
133. Modis L, Petko M, Földes J (1969) Histochemical examination of supporting tissues by means of fluorescence. II. Fluorochromes as an indicator of lamellar bone mineralization. Acta Morphol Hung 17:157–166
134. Moritz AR (1947) Studies of thermal injury. III. The pathology and pathogenesis of cutaneous burns. An experimental study. Am J Pathol 23:915–960
135. Moritz AR, Henriques FC (1947) Studies of thermal injury. II. The relative importance of time and surface temperature in the causation of cutaneous burns. Am J Pathol 23:695–720
136. Morton JH, Kingsley HD (1952) Studies on flash burns: Threshold burns. Surg Gynecol Obstet 94:317–322
137. Moss RW (1964) Histopathologic reaction of bone to surgical cutting. OralSurg 17:405–414
138. Müller W (1924) Die normale und pathologische Physiologie des Knochens. Barth, Leipzig
139. Münzenberg KJ (1971) Submikroskopische Veränderungen des Knochens durch Hitze und Palacos. Verh Dtsch Ges Orthop Traumatol 365–366

140. Ohnsorge J, Holm R (1970) Änderungen der Spongiosafeinstruktur unter dem Einfluß des auspolymerisierenden Knochenzementes. Z Orthop 107:405–411
141. Ohnsorge J, Kroesen A (1969) Thermoelektrische Temperaturmessungen des abhärtenden Knochenzementes „Palacos".
142. Olerud S, Lorenzi GL (1970) Triple fluorochrome labeling in bone formation and bone resorption. J Bone Joint Surg [Am] 52:274–278
143. Oxford JC (1955) Bohrversuche mit Spiralbohrern – Hinweise für die Fertigung. Industrie Anz 77:1497–1499
144. Pahlitzsch G, Spur G (1959) Einrichtungen zum Messen der Schnittkräfte beim Bohren. Werkstattstechnik 49:302–308
145. Pahlitzsch G, Spur G (1961) Entstehung und Wirkung von Radialkräften beim Bohren mit Spiralbohrern. Werkstattstechnik 51:227–234
146. Pallan FG (1960) Histological changes in bone after insertion of skeletal fixation pins. J Oral Surg Anesth Hosp Dent Serv 18:400–408
147. Pearse HE, Payne JT, Hogg L (1949) The experimental study of flash-burns. Ann Surg 130:774–789
148. Perren SM (1974) Biomechanik der Frakturheilung. Orthopäde 3:135–139
149. Perren SM, Allgöwer M (1976) Biomechanik der Frakturheilung nach Osteosynthese. Nova Acta Leopoldina 44:61–83
150. Perren SM, Cordey J (1977) Die Gewebsdifferenzierung in der Frakturheilung. Unfallheilkunde 80:161–164
151. Perren SM, Huggler A, Russenberger M, Straumann F, Müller EM, Allgöwer M (1969) Kortikale Knochenheilung. Acta Orthop Scand [Suppl 125]
152. Perren SM, Rahn BA, Lüthi U, Gunst MA, Pfister U (1981) Aseptische Knochennekrose: Sequestrierender Umbau? Orthopäde 10:3–5
153. Peterson LT (1952) Principles of internal fixation with plates and srews. Arch Surg 64:345
154. Pfister U (1980) Morphologische, histologische und biomechanische Untersuchungen nach Marknagelung der Tibia. Habilitationsschrift, Tübingen
155. Pfister U, Rahn BA (1979) Vaskularität und Knochenumbau nach Marknagelung langer Röhrenknochen. Aktuel Traumatol 9:191–195
156. Pincus G, Fischer A (1931) The growth and death of tissue cultures exposed to supranormal temperatures. J Exp Med 54:323–332
157. Povacz F (1979) Verbrennungsschaden an der Tibiadiaphyse nach Marknagelung mit Aufbohren. Unfallheilkunde 82:126–128
158. Rahn BA (1976) Die polychrome Sequenzmarkierung. Habilitationsschrift, Freiburg i. Br.
159. Rahn BA (1976) Die polychrome Sequenzmarkierung des Knochenumbaus. Chem Rundschau [Separatum] 60–63
160. Rahn BA (1976) Die polychrome Sequenzmarkierung des Knochens. Nova Acta Leopoldina 44:249–255
162. Rahn BA, Perren SM (1971) Xylenolorange, a fluorochrome useful in polychrome sequential labeling of calcifying tissues. Stain Technol 46:125–129
163. Rahn BA, Perren SM (1972) Alizarinkomplexon-Fluorochrom zur Markierung von Knochen- und Dentinanbau. Experientia 28:180
164. Rahn BA, Gallinaro P, Baltensperger A, Perren SM (1971) Primary bone healing. J Bone Joint Surg [Am] 53:783–786
165. Ramachandran GN (1963) Molecular structure of collagen. In: Hall DA (ed) Int. Rev. Conn. Tiss. Res. 1. Academic Press, London New York, pp 127–182
166. Ramachandran GN (ed) (1968) Structure of collagen at the molecular level. In: Treatise on Collagen. Academic Press, London New York, pp 103–183
167. Ramachandran GN, Reddi AH (1976) Biochemistry of collagen. Plenum, New York London
168. Rhinelander FW (1968) The normal microcirculation of diaphyseal cortex and its response to fracture. J Bone Joint Surg [Am] 50:784–800
169. Rhinelander FW, Baragry RA (1962) Microangiography in bone healing. I. Undisplaced closed fractures. J Bone Joint Surg [Am] 44:1273–1298

170. Rhinelander FW, Phillips RS, Steel WM, Beer J C (1968) Microangiogaphy in bone healing. II. Displaced closed fractures. J Bone Joint Surg [Am] 50:643–662
171. Rushton MA, Walker FA (1942) Mandibular fractures treated by pin fixation. Am J Orthodont 28:307–315
172. Rymo L, Lagerkvist U, Wonacott A (1970) Crystallization of lysyl transfer ribonucleic acid synthetase from yeast. J Biol Chem 245:4308–4316
173. Schallbroch H (1951) Bohrarbeit und Bohrmaschine. Hanser, München
174. Schallbroch H (1959) Das Waagrecht-Bohr- und Fräswerk und seine Anwendung. Springer, Berlin Göttingen Heidelberg
175. Schallbroch H, Balzer H (1943) Schnittkraft- und Drehmomentmesser für Werkzeugmaschinen. Springer, Berlin (Werkstattbücher, Heft 91)
176. Scharizer E (1966) Methodik und Indikation der Vitalfärbung mit Disulphinblau. Act Chir 2:83–90
178. Schenk RK, Willenegger H (1964) Fluoreszenzmikroskopische Untersuchungen zur Heilung von Schaftfrakturen nach stabiler Osteosynthese am Hund. Secon Europ. Symp. Calc. Tiss., Coll. Colloques, Univ. Liège, pp 125–133
179. Schmelzeisen H (1971) Zur Infektionsgefährdung und Infektionshäufigkeit bei Osteosynthese frisch Unfallverletzter und bei Osteotomien. Langenbecks Arch Chir 329:1161–1162
180. Schmelzeisen H, Weller S, Hieber W et al. (1979) Infektpseudarthrose des Tibiaschaftes. Klinische Studie an 252 Fällen. Aktuel Traumatol 9:57–63
181. Schöttle H, Jungbluth KH, Sauer H-D, Schöntag H (1978) Weichteilverknöcherungen nach stabilen Osteosynthesen durch Bohrmehl. Chirurg 49:49–53
182. Schultze M (1865) Ein heizbarer Objecttisch und seine Verwendung bei Untersuchungen des Blutes. Arch Mikroskop Anat 1:1–42
183. Schweiberer L, Schenk R (1977) Histomorphologie und Vaskularisation der sekundären Knochenbruchheilung unter besonderer Berücksichtigung der Tibiaschaftfraktur. Unfallheilkunde 80:275–286
184. Schweiberer L, van den Berg A, Dambe LT (1970) Das Verhalten der intraossären Gefäße nach Osteosynthese der frakturierten Tibia des Hundes. Therapiewoche 20:1330–1332
185. Sedlin ED (1965) A rheologic model for cortical bone. A study of the physical properties of human femoral samples. Acta Orthop Scand [Suppl 83]
186. Sedlin ED, Hirsch C (1966) Factors affecting the determination of the physical properties of femoral cortical bone. Acta Orthop Scand 37:29–48
187. Seidel H, Eggert A, Pietsch H (1977) Intraoperative Temperaturmessungen an der Zementknochengrenze bei TEP-Implantation. Arch Orthop Trauma Surg 90:251–257
188. Sevitt S (1958) Early and delayed oedema and increase in capillary permeability after burns of the skin. J Pathol Bacteriol 75:27–37
190. Sneath RS (1965) The determination of optimum twist drill shape for bone. Biomechanics an related bio-engineering topics. Pergamon, Oxford
191. Soyenkoff BC, Okun JH (1958) Thermal conductivity measurements of dental tissues with the aid of thermistors. J Am Dent Assoc 57:23–30
192. Spur G (1961) Beitrag zur Schnittkraftmessung beim Bohren mit Spiralbohrern unter Berücksichtigung der Radialkräfte. Dissertation, Braunschweig
193. Stanley HR (1961) Traumatic capacity of high-speed and ultrasonic dental instrumentation. J Am Dent Assoc 63:749–766
194. Stevenson H N (1919) The effect of heat upon tumor tissue. J Cancer Res 4:54–56
195. Stieve H (1923) Untersuchungen über die Wechselbeziehungen zwischen Gesamtkörper und Keimdrüsen. Arch Mikroskop Anat 99:390–570
196. Stoewer HJ (1929) Über verschiedene Spitzenanschliffe an Spiralbohrern. Stock Z 2:23–25
197. Stürmer KM, Schuchardt W (1979) Intramedulläre Druckentwicklung und ihre Folgen bei der Marknagelosteosynthese. Langenbecks Arch Chir [Suppl] 207–211
198. Sundén G (1967) Some aspects of longitudinal bone growth.Acta Orthop Scand [Suppl] 103
199. Suzuki HK, Mathews A (1966) Two color fluorescent labeling of mineralizing tissues with tetracycline and 2,4 bis (N, N' -di-(carbomethyl)aminomethyl) fluorescein. Stain Technol 41:57–60

200. Thompson HC (1958) Effect of drilling into bone. J Oral Surg 16:22–30
201. Thompson PJ, Sarwar M (1975) Power hacksawing. Proceedings of the 15th International Machine Tool Design. Macmillan, New York, pp 217–225
202. Thompson PJ, Taylor RW (1976) An investigation into factors influencing the wear rate of power hacksaw blades using dimensional analysis. Int J Mach Too Des Res 16:33–49
203. Thompson PJ, Taylor RW (1976) A computer simulation of the power hacksaw operation and its use in estimating blade life, cutting rate and cost. Product Eng 25–32
204. Thomsen W (1951) Über das Meißeln und Sägen in der Knochenchirurgie. Langenbecks Arch Dtsch Z Chir 267:608–610
205. Trias A, Fery A (1979) Cortical circulation of long bones. J Bone Joint Surg [Am] 61:1052–1059
206. Troester P (1958) Praktische Hinweise für das Ausspitzen von Spezialbohrern. Stock – Taschenbuch, 5/43–45
207. Troester P (1961) Verschiedene Spiralbohrer-Anschliffarten und ihre Problematik in der Praxis. Z Maschinenbau Fertig 94:137–140
208. Uhthoff HK, Dubuc FL (1971) Bone structure changes in the dog under rigid internal fixation. Clin Orthop 81:165–170
209. Ulrici E (1938) Entsteht beim Knochenbruch an den Bruchenden eine meßbare Temperaturerhöhung? Dissertation, Berlin
210. Vachon RJ, Walker FJ, Walker DF, Nix GH (1967) „In vivo"determination of thermal conductivity of bone using the thermal comparator technique. Digest 7th Int. Conf. Med. Biol. Engineering 502 Stockholm
211. Wälchli-Suter C (1978) Entwicklung eines Modells für die experimentelle Marknagelung an der Kaninchentibia und Untersuchung der kortikalen Durchblutung nach Marknagelung am intakten Knochen. Dissertation, Vet.-Med. Fak. Zürich
212. Watson-Jones R (1952) Fractures and jointinjuries, 4th edn. Williams & Wilkins, Baltimore
213. Weckener HD (1954) Untersuchungen über den Schnellarbeitsstahl-Spiralbohrer als Massenwerkzeug. Ind Anz 98:322–329
214. Weller S, Kuner E, Schweikert CH (1979) Medullary nailing according to swiss study group principles. Clin Orthop 138:45–55
215. Willmen HR, Schwilden ED, Foellmer W, Lynen FK (1970) Vitalfärbung in der Darmchirurgie. Chir Praxis 14:49–52
216. Zach L, Cohen G (1965) Pulp response to externally applied heat. Oral Surg 19:515–530
217. Zelinka AB (1964) Vergleichende oberflächenhistologische und thermometrische Untersuchungen mit den „Diamantschleifkörpern Ultra-Sym" und den herkömmlichen Diamantinstrumenten. Dissertation, Marburg

Sachverzeichnis

Alizarinkomplexon 34
Alizarinrot 33
Apatit 84
Apatitstruktur 83
Ausgangstemperatur 51
Autolyse 12
Avaskularität 87

Blutzellen 12
Bohrdrahtinfektion 17
Bohrergeometrie 7, 8, 14, 24, 39
Bohrlehre 26, 31
Bohrmaschine 2, 9, 25
Bohrmeßnabe 23, 81
Brückenkallus 89

Calceinblau 34
Coldrill 87

Dentin 10, 85
Deperiostierung 91
Disulfinblau 32, 36, 52
Drahtextension 91
Drehmoment 6, 7, 8, 23
Dreilippenbohrer 88
Durchblutungsstörungen 16, 17

Eiweißkoagulationspunkt 15
Elastizitätsmodul 84
Elastizitätsverhalten 83

Fase 5
Fixateur externe 16, 91
Fluoreszenzmikroskop 33, 36
Fremdkörperreaktion 89

Gefäßsystem, medulläres 14, 86, 87
–, periostales 86

Gewebekulturen 12
Gewebeschädigung 49
Gewebetemperatur 49
Grauintensität 77

Hämatoporphyrin 34
Haltefestigkeit 25, 43, 55
Haltekraft 83
Havers-Kanäle 68, 78
Havers-System 54, 89
Hitzedenaturierung 12
Hitzeentwicklung 84

Implantatlockerung 2, 17
Infektionsrate 16
Isothermie 9

Keimdrüsengewebe 12
Kirschner-Draht 86
Knochenneubildung 55, 57
Knochenproben 81
Knochenumbau 56
Knochenzement 2, 15
Koagulationsnekrose 12
Kohlenbogenlampe 11
Kollagen 12
Kollagenstruktur 83
Kortex, avitaler 45
–, vitaler 48
Kortikalisdicke 26, 43, 82
Kühlsysteme 13

Laserstrahl 11
Lösemoment 55

Magnesium 11
Marknagelung 88
Metacarpus 24

Metakrylateinbettung 34
Mikroradiographie 34, 36, 75
Millivoltmeter 30

Nekrose 15, 85

Ossifikation 58
Osteoblasten 90
Osteoblastenkulturen 84
Osteoklasten 90
Osteogenese 89
Osteon 31, 68, 90
Osteoporose 15, 73, 75, 89, 90
Osteosynthese, infizierte 16
Osteozyt 31, 84, 88
Osteozytenfluoreszenz 73

Polymerisationswärme 2, 15
Porose 89, 90
Porphyrin 34
Protoplasmalipide 12
Protoplasmaveränderungen 12
Pseudofluoreszenz 88
Pulpa 12, 13

Querschneide 4
Querschneidewinkel 4, 5

Radialkräfte 6, 23
Reibungswärme 2, 16
Remodelling 14, 62, 68, 78, 87, 88, 90–92
Ringsequester 17, 86, 91

Schädeldachplastik 15
Schneidleistung 7, 40, 50, 81, 82
Schnittrichtung 4
Seitenkeilwinkel 4
Seitenspanwinkel 4, 23
Sequenzmarkierung, polychrome 33, 34
Sequester 15, 87
Spannuten 4
Spiralbohrer 3
–, geometrie 3, 91
–, Körper 4
–, Schaft 4

–, Spitze 4
–, Typ H 6
–, Typ N 6
–, Typ W 6
Spickdrahtosteosynthese 91
Spitzenwinkel 4, 23, 39, 81
Spongiosaplastik 89
Steigungswinkel 23, 39
Steinmann-Nagel 86

Temperaturabfall 11, 46
Temperaturdifferenz 47
Temperatureinwirkungszeit 37, 45, 47, 82, 85
Temperaturerhöhung, absolute 50
Temperaturkurve 37
Temperaturwelle 85
Tetrazyklin 33
Thermoelement 10, 13, 28, 29, 30, 31
Thermometrie 24, 28, 31, 45
Thermosonde 13, 26
Thermospannung 30
Tumorzellen 12

Umdrehungszahl 6–9, 25, 39, 40, 81, 82

Vaskularisation 61
Verbrennungen 15
Verbrennungskrankheit 2
Verbundosteosynthese 15
Vorschub 6, 7, 40, 81
Vorschubkraft 6–8, 23, 39, 82
Vorschubrichtung 4
Vorschubweg 82
Volkmann-Kanäle 68, 78

Wärme, spezifische 9, 91
Wärmeleitfähigkeit 9, 10, 13, 46, 85, 91
Wärmequellen 10
Wärmeverlust 85

Xylenolorange 34

Zahnhartsubstanz 8
Zelltod 12

Hefte zur Unfallheilkunde

Beihefte zur Zeitschrift „Der Unfallchirurg". Herausgeber: J. Rehn, L. Schweiberer, H. Tscherne

Heft 208: **M. Forgon, G. Zadravecz**
Die Kalkaneusfraktur
1990. VIII, 104 S. 95 Abb. 11 Tab. Brosch. DM 96,-
ISBN 3-540-51793-6

Heft 207:
52. Jahrestagung der Deutschen Gesellschaft für Unfallheilkunde e. V., 16.–18. November 1988, Berlin
Präsident: K.-H. Jungbluth
Redigiert von: A. Pannike
1989. LII, 480 S. 64 Abb. Brosch. DM 149,-
ISBN 3-540-51644-1

Heft 206: **H. Resch, G. Sperner, E. Beck** (Hrsg.)
Verletzungen und Erkrankungen des Schultergelenkes
1989. X, 212 S. 119 Abb. 51 Tab. Brosch.
DM 98,- ISBN 3-540-51534-8

Heft 205: **E. Orthner**
Die Peronaeussehnenluxation
1990. Etwa 192 S. 117 Abb. Brosch. DM 128,-
ISBN 3-540-51648-4

Heft 204: **L. Gotzen, F. Baumgaertel** (Hrsg.)
Bandverletzungen am Sprunggelenk
Grundlagen. Diagnostik. Therapie
Symposium der Arbeitsgemeinschaft für Sportverletzungen der Deutschen Gesellschaft für Chirurgie (CASV)
1989. X, 119 S. 55 Abb. Brosch. DM 78,-
ISBN 3-540-51318-3

Heft 203: **R. Wolff** (Hrsg.)
Zentrale Themen aus der Sportorthopädie und –traumatologie
Symposium anläßlich der Verabschiedung von G. Friedebold, Berlin, 25.–26. März 1988
1989. XIV, 239 S. 136 Abb. 16 Tab. Brosch.
DM 124,- ISBN 3-540-51325-6

Heft 202: **P. Habermeyer, H. Resch**
Isokinetische Kräfte am Glenohumeralgelenk / Die vordere Instabilität des Schultergelenks
1989. XIV, 166 S. 65 Abb. 57 Tab. Brosch.
DM 86,- ISBN 3-540-51122-9

Heft 201:
Brüche und Verrenkungsbrüche des Unterarmschaftes
22. Jahrestagung der Österreichischen Gesellschaft für Unfallchirurgie, 2.–4. Oktober 1986, Salzburg
Kongreßbericht im Auftrage des Vorstandes zusammengestellt von W. Hager
1989. XIX, 431 S. 191 Abb. 240 Tab. Brosch.
DM 198,- ISBN 3-540-50741-8

Heft 200: **A. Pannike** (Hrsg.)
5. Deutsch-Österreichisch-Schweizerische Unfalltagung in Berlin
18.–21. November 1987
1988. LV, 716 S. 179 Abb. Brosch. DM 178,-
ISBN 3-540-50085-5

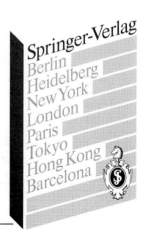

Hefte zur Unfallheilkunde

Beihefte zur Zeitschrift „Der Unfallchirurg". Herausgeber: J. Rehn, L. Schweiberer, H. Tscherne

Heft 199: **V. Bühren, H. Seiler** (Hrsg.)
Aktuelle Aspekte in der arthroskopischen Chirurgie
Grundlagen, Techniken, Alternativen
1988. X, 203 S. 120 Abb. 55 Tab. Brosch. DM 124,-
ISBN 3-540-50073-1

Heft 198: **R. Wolff**
Knochenstabilität nach Kontakt- und Spaltheilung
Eine tierexperimentelle Studie
1989. XIV, 104 S. 46 Abb. Brosch. DM 75,-
ISBN 3-540-50107-X

Heft 196: **A. Biewener, D. Wolter**
Komplikationen in der Unfallchirurgie
Computergestützte Datenanalyse über einen Fünfjahreszeitraum
1989. VIII, 192 S. 23 Abb. 165 Tab. Brosch. DM 89,-
ISBN 3-540-50004-9

Heft 195: **P. Habermeyer, P. Krueger, L. Schweiberer** (Hrsg.)
Verletzungen der Schulterregion
VI. Münchener Innenstadt-Symposium, 16. und 17. September 1987
1988. XIV, 300 S. 162 Abb. 46 Tab. Brosch. DM 156,-
ISBN 3-540-19316-2

Heft 194: **S. B. Kessler, L. Schweiberer**
Refrakturen nach operativer Frakturenbehandlung
1988. XI, 73 S. 75 Abb. Brosch. DM 68,-
ISBN 3-540-19018-X

Heft 193: **I. Scheuer, G. Muhr**
Die Meniskusnaht
Eine sinnvolle Therapie
1988. VIII, 102 S. 40 Abb. Brosch. DM 78,-
ISBN 3-540-18957-2

Heft 192: **C. Eggers**
Einbauverhalten autologer Knochentransplantate
Bedeutung der Transplantatverdichtung und der Lagerstabilität
1989. VIII, 114 S. 87 Abb. 17 Tab. Brosch. DM 69,-
ISBN 3-540-50514-8

Heft 191: **L. Faupel**
Durchblutungsdynamik autologer Rippen- und Beckenspantransplantate
1988. VIII, 72 S. 38 Abb. 13 Tab. Brosch. DM 53,-
ISBN 3-540-18456-2

Heft 190: **J. Hanke**
Luxationsfrakturen des oberen Sprunggelenkes
Operative Behandlung und Spätergebnisse
1989. XI, 131 S. 76 Abb. 16 Tab. Brosch. DM 78,-
ISBN 3-540-18225-X

Preisänderungen vorbehalten

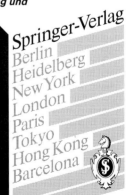

Springer-Verlag
Berlin Heidelberg New York London Paris Tokyo Hong Kong Barcelona